Microbiota
Cuídala. Cuídate

Silvana Tapia Paniagua

Microbiota
Cuídala. Cuídate

Conoce su impacto en el metabolismo,
el sistema inmunitario y el equilibrio del organismo

Hestia

*A Miguel Ángel Moriñigo, Eduardo Martínez Manzanares
y Mari Carmen Balebona, porque sabían que me gustaba
la microbiología antes de que lo descubriera yo.*

ÍNDICE

Afirmación rotunda y contundente con la que suelo comenzar mi discurso siempre que hablo de microbiota, pero es la realidad: no importa dónde estés ni qué estés haciendo… estamos, generalmente, muy bien acompañados. En concreto, estamos rodeados de cientos de miles de microorganismos, invisibles a nuestro ojo, pero que ahí están.

Desde el momento que nacemos, estos diminutos inquilinos encuentran en nosotros un ambiente maravilloso en el que desarrollar sus funciones vitales. Inconscientemente, nos ayudan a sobrevivir. Producen sustancias esenciales, nos protegen de patógenos, influyen en nuestro sistema inmunitario, nos ayudan a digerir los alimentos y hasta pueden afectar a nuestro estado de ánimo.

Pero descubrir que la microbiota influye en nuestra salud ha sido un camino largo y lleno de obstáculos. Nos ha llevado más de trescientos años… ¡y los que quedan!

Primero tuvimos que aprender a verlos. Durante siglos, la humanidad ignoró su existencia hasta la invención del microscopio a finales del siglo XVI y, más adelante, su mejora por Antonie van Leeuwenhoek en el siglo XVII, lo que nos permitió asomarnos a este universo oculto. En aquel momento, nadie imaginaba que estos pequeños seres invisibles podían cambiar la historia de la medicina y las ciencias de la vida.

Cien años más tuvieron que pasar hasta que nos dimos cuenta de que algunos de ellos eran los causantes de muchas enfermedades. Este hallazgo revolucionó la ciencia, se convirtió en la época dorada de la microbiología, que nos permitió desarrollar vacunas y antibióticos que salvaron millones de vidas. Pero también nos llevó a un error: creer que todas las bacterias que estaban en nosotros eran perjudiciales.

Hasta prácticamente comienzos del año 2000 no descubrimos la otra cara de la moneda. No todas las bacterias que están en nuestro organismo son nuestras enemigas, es más… la mayoría, o no influyen en nuestra salud, o son indispensables para esta. Y es aquí cuando comenzó una nueva era: la era de la microbiota.

Gracias a los avances posteriores en ámbitos como la genética y la bioinformática, ahora podemos secuenciar las pequeñas moléculas de la vida (el ADN, el ARN y las proteínas, entre otras). La secuenciación permitió saber que estaban ahí, aunque no pudiéramos verlas, ni cultivarlas en el laboratorio. Esto supuso un avance en los procesos de identificación, pero también en el conocimiento de cómo se relacionan, qué hacen, qué producen y cómo se comunican y, sobre todo, de cómo todo eso influye en la digestión, en el sistema inmunitario, en la salud mental, en el metabolismo e incluso en enfermedades como la obesidad, la depresión o el cáncer.

Lo fascinante es que este mundo sigue siendo un misterio. Apenas estamos empezando a conocer la punta del iceberg. Cada nueva investigación nos muestra una complejidad mayor de la que habíamos imaginado. Y la pregunta que nos ronda por la cabeza es inevitable: si la microbiota desempeña un papel tan crucial en nuestra salud, ¿podemos modificarla para mejorar nuestras vidas?

Este libro es un viaje hacia lo invisible. Un recorrido por los hitos que nos han llevado a entender qué somos realmente:

no solo humanos, sino un ecosistema en constante evolución. Exploraremos cómo interactuamos con nuestra microbiota, cómo influye en nuestra salud y cómo podemos cuidarla para beneficiarnos de su potencial.

También descubriremos que, en este mundo microscópico, hay guerras, alianzas, cooperaciones, destrucción de poblaciones microbianas enteras y estrategias de supervivencia, como si fuera un campo de batalla a escala diminuta. Un conflicto silencioso que ocurre cada segundo en nuestro interior y en cada milímetro de superficie de nuestro cuerpo, y que define, en gran parte, nuestra salud y bienestar.

Es hora de abrocharse los cinturones, porque este viaje promete cambiar la forma en que vemos y entendemos nuestro propio cuerpo. Así que, bienvenidos al universo de la microbiota.

NO ESTAMOS SOLOS, NUESTRA MICROBIOTA NOS ACOMPAÑA

«El papel de lo infinitamente pequeño en la naturaleza es infinitamente grande».

Louis Pasteur

Hoy en día es muy común escuchar el término microbiota (o microbioma), pero ¿de dónde viene? ¿A quién se le ocurrió este término? Los orígenes son complejos, confusos y un misterio lingüístico. Su procedencia no es tan clara como nos gustaría. Nadie parece haberlo definido con exactitud a lo largo del tiempo.

El premio nobel Joshua Lederberg jugó un papel clave al popularizar el término «microbioma» para referirse al conjunto de microorganismos que viven en simbiosis (es decir, en paz y armonía) con el ser humano. Pero la historia de la palabra va más allá. Tan frustrante fue este enigma que en 1866 la Sociedad Lingüística de París prohibió oficialmente cualquier debate sobre el tema. Por suerte, si analizamos la palabra, el

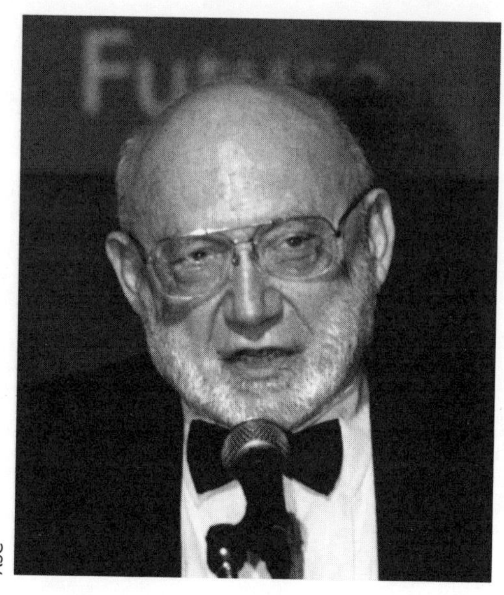

Fotografía del premio nobel Joshua Lederberg.

sufijo *-oma* nos da pistas, pues en griego suele asociarse a algo que existe en la naturaleza y está en constante movimiento. En efecto, la microbiota es un ecosistema dinámico que evoluciona continuamente.

Así que, aunque el origen exacto del término siga siendo una incógnita, lo cierto es que su significado encaja perfectamente: una comunidad de seres microscópicos en constante cambio, capaz de influir en nuestra salud de maneras que aún estamos descubriendo.

En efecto, J. Lederberg fue uno de los primeros científicos que ofreció una definición. Aunque existen muchas más. Personalmente me decanto por esta: «La microbiota es como una comunidad ecológica de microorganismos comensales, simbióticos y patógenos que literalmente comparten nuestro cuerpo y que han sido ignorados como determinantes de la salud o la enfermedad». O lo que es lo mismo, todos aquellos seres (bacterias, virus, hongos y otros entes microscópicos imposibles de ver a simple vista) que colonizan o se establecen en las diversas superficies de otros organismos, desempeñando funciones cruciales en la salud y el equilibrio fisiológico del ser vivo sobre el que se soporta.

Esta definición tiene solo escasos veinticinco años de vida. Hace solo un cuarto de siglo descubrimos que un mundo entero se escondía entre nuestra piel y mucosas, un ecosistema microscópico que influye en nuestra salud de formas que no imaginábamos.

Esto fue ayer, como quien dice, o como bien supo transmitir Lita Protoc, directora del Proyecto del Microbioma Humano: «Hace cuatro siglos nos dimos cuenta de que hay muchos microorganismos asociados con nuestro cuerpo. Pero nos ha llevado cuatro siglos observar realmente estas comunidades microbianas en profundidad y considerarlas no solo como patógenos».

Sin embargo, este progreso en el conocimiento de la microbiota no ha surgido de la nada; ha sido posible gracias a avances tecnológicos que nos han permitido ver lo invisible y descifrarlo con precisión. No obstante, durante siglos la microbiología ha dependido de un método rudimentario pero eficaz: cultivar bacterias en el laboratorio. Solo podíamos estudiar aquellas que crecían en placas de Petri, lo que dejaba fuera a una gran mayoría de microorganismos imposibles de aislar con esa técnica. Posteriormente, todo cambió con un hito científico que transformó por completo nuestra forma de estudiar la vida microbiana: el desarrollo de la secuenciación genética.

La clave de esta revolución fue el descubrimiento de técnicas capaces de analizar el ADN directamente de una muestra, sin necesidad de cultivar los organismos microscópicos en el laboratorio. Ya no teníamos que hacer crecer a cada bacteria u hongo para estudiarlo, bastaba con «leer» sus genes y reconstruir su presencia en un determinado ambiente.

Este avance abrió las puertas a un mundo desconocido, inexplorado y lleno de sorpresas. Con el desarrollo de los

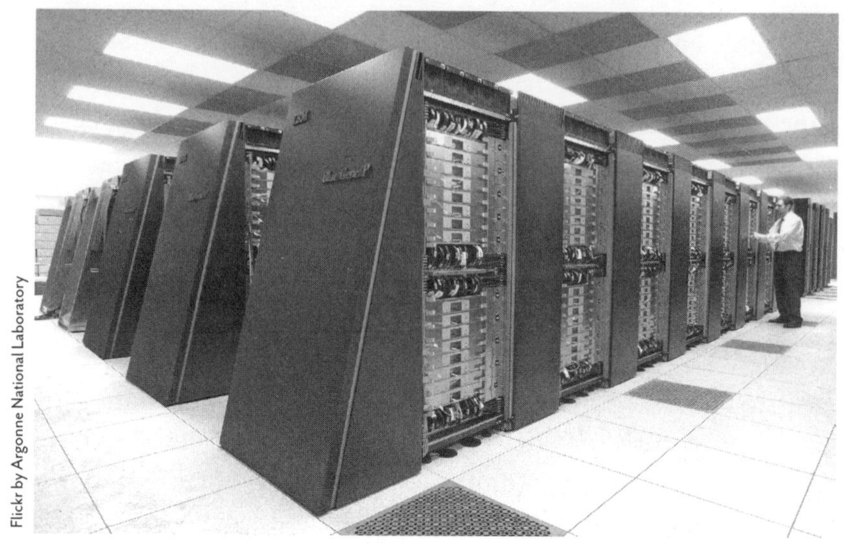

La instalación de la supercomputadora IBM Blue Gene/P en el Argonne Leadership Angela Yang Computing Facility, ubicado en el Laboratorio Nacional Argonne, en Lemont, Illinois, EE.UU.

secuenciadores de ADN, cada vez más rápidos y baratos, se volvió posible analizar miles de millones de fragmentos de esta molécula en cuestión de horas. Cada microorganismo tiene su propio código genético, y al secuenciarlo, podemos identificar qué especies viven en un entorno, en qué cantidad y cómo se relacionan entre sí. Más ADN significaba también más datos que interpretar. Y aquí surgió un nuevo reto: manejar toda esa información en cantidades nunca vistas.

El volumen de datos generado por la secuenciación genética es tan grande que los ordenadores personales no podían procesarlos. Para analizar millones de secuencias de ADN, la biología tuvo que aliarse con la informática, dando lugar a una nueva disciplina: la bioinformática. Esta disciplina se encarga de desarrollar programas y algoritmos capaces de analizar, clasificar y comparar el ADN de los microorganismos. Gracias a la bioinformática, hoy podemos desde reconstruir comunidades microbianas completas hasta determinar qué funciones cumplen las bacterias en nuestro cuerpo, e incluso predecir interacciones entre microorganismos y su impacto en la salud. El avance ha sido tan asombroso que actualmente, cuando se analiza una muestra de microbiota, se generan *terabytes* de información en cuestión de horas. ¡Es abrumador nos ahogamos en información! Comprender la microbiota ya no es solo cuestión de ciencia biológica, sino también de manejar grandes volúmenes de datos.

El Proyecto del Microbioma Humano: los comienzos de los primeros estudios

A medida que se acumulaban datos, la ciencia se enfrentó a un desafío abrumador: comprender qué función desempeñaban estos microorganismos en nuestra salud. Era tanto el interés, que en 2007 se decidió dar un paso crucial: crear el primer gran proyecto mundial para estudiar la microbiota humana de forma sistemática y a gran escala. Así nació el Proyecto del Microbioma Humano (HMP), una ambiciosa iniciativa de investigación financiada por el Instituto Nacional de Salud (NIH) de Estados Unidos, con una inversión inicial de aproximadamente 170 millones de dólares. Este proyecto se inspiró en el éxito del Proyecto del Genoma Humano, que años antes había logrado mapear todos los genes de nuestra especie.

Si ya conocemos nuestro genoma… ¿para qué estudiar el microbioma? Porque el genoma humano solo cuenta una parte de la historia de nuestra biología. La realidad es que el ADN de nuestros microorganismos multiplica por 150 la cantidad de genes presentes en nuestro cuerpo, influyendo en la digestión, inmunidad, metabolismo e incluso, en nuestro comportamiento. En otras palabras, descifrar la microbiota es tan importante como descifrar nuestro propio código genético.

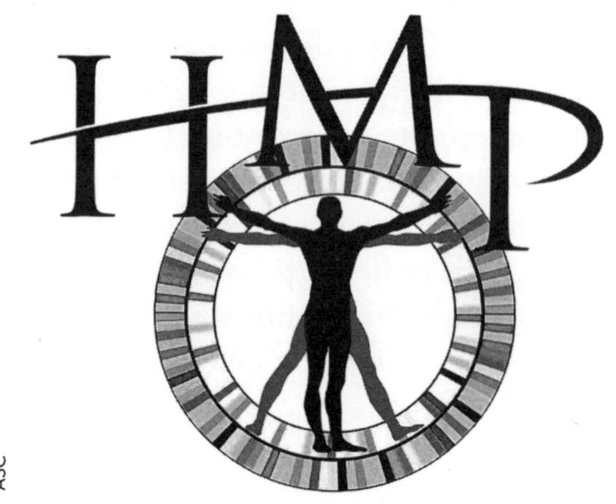

Logo del proyecto del microbioma humano.

El HMP se dividió en dos fases principales: la fase 1 (2007-2012) tuvo un enfoque más descriptivo, con la creación de un catálogo de microorganismos presentes en sitios específicos del cuerpo humano de individuos sanos. Se estudiaron 300 voluntarios para identificar bacterias, virus, hongos y arqueas en 15 sitios corporales en hombres (como el intestino, boca y piel, entre otros) y 18 en mujeres (los mismos que en hombres más tres zonas diferentes en la vagina).

Posteriormente, la fase 2 (2014-2017) ya tuvo un enfoque funcional y clínico, y se exploró cómo las alteraciones en el microbioma influyen en enfermedades específicas. Se realizaron estudios longitudinales en diabetes, enfermedad inflamatoria intestinal y el microbioma en el embarazo y el parto. Este proyecto volcó resultados únicos y pudimos saber que cada persona tiene un microbioma único, influido por factores como la genética, la dieta, la edad, los medicamentos y el entorno. Se identificaron millones de genes microbianos que complementan las funciones del genoma humano, y se descubrió que cambios en estos se asocian con enfermedades, desde infecciones hasta trastornos metabólicos y psicológicos.

Lo que empezó como una curiosidad científica se ha convertido en una auténtica revolución acerca de cómo entendemos nuestra salud. Desde 2011 hasta hoy, el estudio de la microbiota ha avanzado a pasos agigantados, gracias a proyectos internacionales que han dejado huella en la ciencia. Estos solo fueron los inicios de una carrera sin fondo en el conocimiento de la microbiota que dura hasta nuestros días.

LOS GRANDES DESCUBRIMIENTOS EN EL ÁMBITO DE LA MICROBIOTA HUMANA

Entre 2011 y 2018, el estudio de la microbiota humana vivió un auténtico *boom,* con avances clave que cambiaron nuestra forma de entender la relación entre los microorganismos y la salud. Durante esta década, grandes proyectos internacionales marcaron hitos científicos y consolidaron la microbiota como una pieza fundamental en la ciencia moderna.

En 2011, investigadores alemanes identificaron tres grupos bacterianos principales, o enterotipos, que se encuentran en la microbiota intestinal de todos los humanos: *Bacteroides, Prevotella* y *Ruminococcus.* El primero está asociado a microbiota de personas con dietas altas en proteínas y grasas (típicas de países occidentales); el segundo enterotipo está relacionado con dietas ricas en fibra y carbohidratos complejos (común en poblaciones con dietas con un alto consumo de vegetales y cereales integrales). El tercero se vincula con la degradación de mucina intestinal y con la salud de la barrera intestinal.

Conocer el enterotipo intestinal de cada persona podría ayudar a personalizar la dieta para mejorar la salud digestiva y prevenir enfermedades. En un futuro quizá sirva para establecer una «nutrición de precisión basada en la microbiota».

En 2012 se publicaron dos avances claves. Por un lado, se desarrolló el primer «mapa» de microorganismos ausentes en la

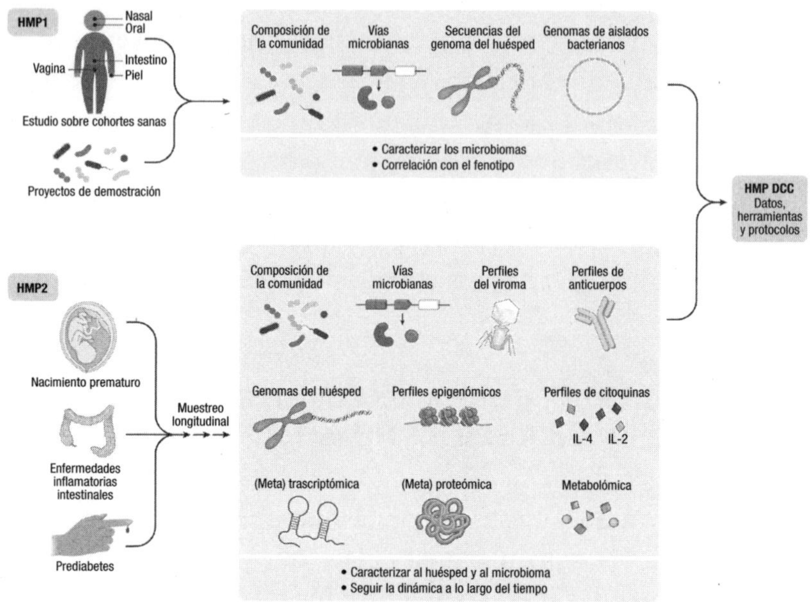

Fases en el proyecto de microbiota humano (HMP1 y HMP2). (Fuente: The Integrative HMP (iHMP) Research Network Consortium. «The Integrative Human Microbiome Project». *Nature* 569, 641–648 (2019). https://doi.org/10.1038/s41586-019-1238-8)

microbiota de humanos sanos, lo que proporcionó un marco inicial para comparar perfiles microbianos en estados de salud y enfermedad. Este mapa serviría como punto de comparación para estudiar enfermedades asociadas al desequilibrio intestinal y ayudaría a determinar qué microorganismos podrían ser utilizados como probióticos o biomarcadores de salud en un futuro.

En 2014, se lanzó la segunda fase del Proyecto del Microbioma Humano: el Proyecto Integrativo del Microbioma Humano (iHMP), que se centró en estudiar tres condiciones clínicas específicas asociadas con la microbiota (diabetes, parto prematuro y obesidad) para profundizar en su función en enfermedades y su potencial terapéutico.

En 2016, el Flemish Gut Flora Project publicó sus primeros resultados significativos, basados en el análisis de más de 1 100 muestras de heces humanas de la población belga. Este proyecto se consolidó como un importante esfuerzo europeo para caracterizar el microbioma humano, y estableció una referencia para comparar microbiomas en diferentes poblaciones. Asimismo, ayudó a identificar patrones comunes y variaciones regionales en la microbiota y fortaleció el conocimiento sobre cómo el entorno y la dieta influyen en su composición.

Finalmente, en 2018, el American Gut Project alcanzó un hito al publicar el mayor estudio sobre el microbioma hasta la fecha. Este incluyó 15 096 muestras obtenidas de 11 336 participantes en Estados Unidos, Reino Unido, Australia y otros 42 países, ampliando el conocimiento sobre la diversidad global del microbioma humano. Pero lo más innovador de este estudio fue su plataforma abierta, que permitió a científicos y ciudadanos enviar muestras de su microbiota para que fuesen analizadas y comparadas con las de otras personas. Se democratizó el acceso a la ciencia del microbioma, permitiendo que cualquier persona pudiera explorar su propia microbiota y contribuir a la investigación global.

Hoy en día raro es el país que no cuente con proyectos de investigación en los que se estudie alguna faceta de la microbiota. La investigación es un esfuerzo global, debe reflejar una colaboración internacional y ser una inversión sostenida en el tiempo. Esto nos hace ver el reconocimiento que tiene la microbiota en la promoción de la salud y la prevención de enfermedades. Y lo mejor de todo es que estamos en el comienzo. Cada nuevo descubrimiento supone un paso más en la comprensión de cómo estos habitantes microscópicos influyen en nuestra vida, incluso más de lo que imaginamos.

EL HOMBRE COMO HÁBITAT MICROBIANO

El cuerpo humano es un complejo ecosistema. Sí, sí. Has escuchado bien. Nuestro cuerpo tiene las mismas características que un desierto o un océano. Somos un sistema constituido por una comunidad de organismos vivos y el medio físico donde se relacionan. Sobre nuestra piel y mucosas se desarrolla una inmensa comunidad de microorganismos. Y esto ocurre por el simple hecho de que no vivimos en una burbuja estéril, microbiológicamente hablando. Estamos rodeados de un ambiente lleno de hongos, bacterias y virus de forma que todas las superficies de nuestro cuerpo expuestas al medio exterior, o conectadas con él, son susceptibles de ser colonizadas u ocupadas por los organismos microscópicos. Este conjunto se distribuye en áreas cruciales como la piel, el tracto gastrointestinal, oral y óptico, o la vía auditiva o respiratoria, desempeñando roles fundamentales en nuestra salud y bienestar.

Desde el momento del nacimiento, la interacción simbiótica (beneficiosa para ambas partes, es decir, entre estos microorganismos y el cuerpo humano) influye en aspectos como el propio desarrollo del individuo, la digestión o la protección contra patógenos. No obstante, factores como el uso excesivo de antibióticos, el abuso de alimentos no saludables y los hábitos de vida perjudiciales (entre otros) alteran un equilibrio, que, si se rompe, puede asociarse con ciertas enfermedades inflamatorias, el cáncer e incluso con patologías del sistema nervioso. Lo iremos tratando en los sucesivos capítulos.

SOPORTAMOS UNA PESADA CARGA... DE MICROORGANISMOS

No somos conscientes de lo que puede llegar a significar la microbiota para nosotros y lo que nosotros podemos significar para ella. Estamos rodeados por una gran variedad y cantidad de organismos microscópicos. Si cogiéramos todos los microorganismos que rodean nuestras superficies, y los pesáramos, sumarían de 0,2 a 0,5 kg. Es decir, que, hasta 0,5 kg de nuestra masa no somos nosotros, ¡es nuestra microbiota! Ojo, que hace unos años se hablaba de 2 kg, pero estos cálculos eran erróneos. Aun así… siguen siendo muchos.

Sabiendo que los microorganismos son invisibles a nuestros ojos (hablamos de que cada bacteria puede tener una masa media de 1,5 x 10^{-14} kg), este peso supone varios cientos de millones de minúsculos seres ocupando nuestro espacio.

Si contamos el número de bacterias (vamos a referirnos principalmente ahora a este grupo porque es el más estudiado), habría una célula nuestra por cada célula bacteriana.

Y para colmo no son siempre las mismas. Cambian en número y especie dependiendo de las condiciones ambientales a las que están expuestas… ¡¡¡cada hora!!!

Se calcula que podrían identificarse hasta mil especies diferentes en el caso de la microbiota intestinal (una de las más diversas de nuestro organismo). Estos números, sin embargo, no paran de cambiar y aumentar, puesto que conforme mejoran los métodos de estudio y de análisis la comunidad científica es capaz de detectar más especies y con más precisión.

El nacimiento: el momento en el que todo comienza

¿Cuándo se adquieren los primeros microorganismos de la microbiota?

Los estudios publicados hasta el momento no avalan suficientemente la existencia de una microbiota como tal en el interior del saco amniótico capaz de colonizar el embrión o feto. Estudios moleculares sí han encontrado restos de organismos microscópicos en el líquido amniótico, como ADN o sustancias procedentes de bacterias, pero posiblemente sean resultado de algún virus o bacteria que ha logrado burlar las barreras naturales de la madre y se «ha colado», aunque rápidamente ha sido destruido por el sistema inmunitario, frenando su avance y dejando restos de la batalla que nos permiten saber que llegó hasta allí.

Hasta el momento los análisis no han mostrado la existencia de microorganismos que estén presentes de forma constante y estable durante el desarrollo embrionario. Es más, cuando aparecen seres microbianos vivos en un número elevado suele deberse a infecciones que hay que atajar lo antes posible para evitar complicaciones en la madre, o en el bebé, y que, incluso, pueden dar lugar a desenlaces fatales.

Por tanto, hasta el momento, parece que el primer inóculo que recibe el bebé se adquiere en el momento del parto, cuando este atraviesa el canal vaginal de la madre, recibiendo microorganismos que son considerados beneficiosos para su salud (como los pertenecientes a los grupos de *Lactobacillus* y *Bifidobacterium*). La mayoría de estas especies forman parte de grupos considerados probióticos.

Está documentado que en todos los bebés que no nacen por esta vía, sino por cesárea, los primeros organismos en colonizar su tracto intestinal, piel y mucosas son principalmente las bacterias ambientales (por ejemplo, del aire del quirófano o del ambiente) y las típicamente presentes en la piel de otros seres humanos.

Mientras que nuestros genomas son esencialmente «estáticos», nuestros microbiomas son «dinámicos». Ya desde el nacimiento la microbiota cambia, y ocurren sucesiones bacterianas (unas vienen, otras se van) en función de nuevas variables como el medioambiente, la alimentación (leche materna, leche de fórmula, introducción de alimentos sólidos, entre otros), la presencia de mascotas, etc.

En el estado adulto se detecta una «estabilización» debido a los hábitos de vida menos cambiantes, donde la microbiota está sometida única y principalmente a variaciones en la dieta, ciclos hormonales, etc.; aunque puede verse dramáticamente alterada en enfermedades, presencia de infecciones, intervenciones clínicas o tratamientos antibióticos.

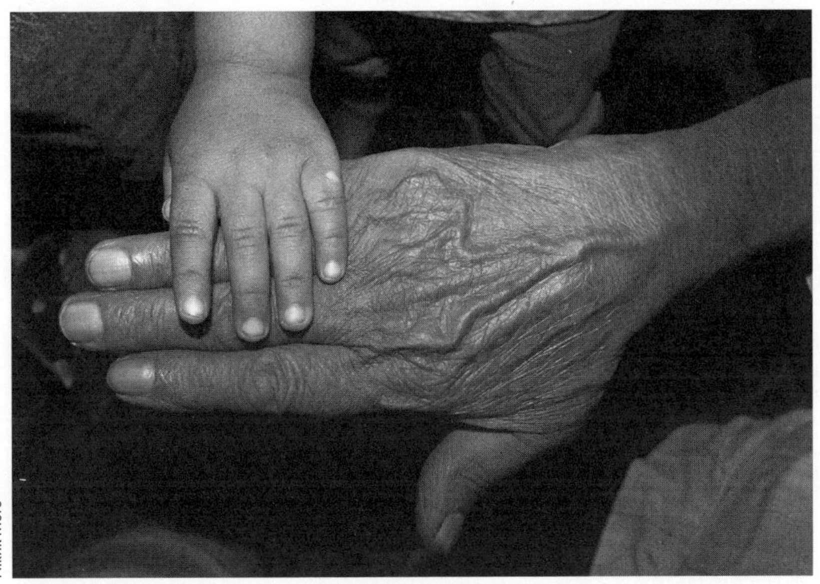

Edad y microbiota.

Cuando se llega a edades más avanzadas, la microbiota vuelve a sufrir un cambio drástico debido principalmente a una menor «fortaleza» del sistema inmunitario (lo que se conoce como senescencia inmunitaria) que mantenía bajo control a los microorganismos. La edad va asociada a cambios en nuestro cuerpo que provocan que la microbiota se enfrente a otras realidades. Algunos de esos microbios desaparecerán para dar paso a otros, capaces de establecerse en este nuevo entorno. El uso de antibióticos y el estilo de vida como el estrés o la actividad física, entre otros, también pueden influir en la microbiota.

No hay una sola microbiota, sino muchas. Cada una de ellas está adaptada a las condiciones del sitio en el que se encuentra. A lo largo de este libro, hablaremos de las mejor estudiadas, como la microbiota intestinal, que alberga una gran diversidad microbiana y desempeña un papel clave en la digestión, el metabolismo y el sistema inmunitario; la microbiota de la piel, que actúa a modo de barrera frente a patógenos y se ve influida por el entorno y las condiciones de higiene; la microbiota vaginal, que protege frente a las infecciones al establecer un entorno ácido; la microbiota oral, que no solo es importante para la salud bucal, sino que también tiene un rol importante en las enfermedades cardiovasculares; y la microbiota respiratoria, que nos protege frente a infecciones pulmonares.

Cada microbiota cumple una función específica en el cuerpo, y su equilibrio es clave para la salud.

Interacciones microorganismo-microorganismo

Las bacterias están en constante interacción con su entorno, ya sea con nosotros, con el ambiente o con otros componentes de la microbiota. Captan información de su alrededor y generan respuestas. El tipo de respuesta (positiva o negativa) determina el tipo de relación con el hospedador o con otro microorganismo. Incluso, depende de «cómo le pille ese día» a la bacteria.

Si pensabas que solo existían bacterias «malas», siento decirte que la cosa no es tan sencilla. Es cierto que hay bacterias patógenas que nos invaden y ocasionan infecciones. Otras veces, solo infectan en ciertas circunstancias; es lo que se conoce como patógeno oportunista. Es el caso de *Pseudomonas aeruginosa*, que solo produce infección en pacientes inmunodeprimidos.

Los patobiontes, por otra parte, son aquellas bacterias que pueden coexistir de forma inofensiva en el cuerpo, pero volverse perjudiciales si el entorno cambia (por ejemplo, *Clostridioides difficile* tras un tratamiento con antibióticos); es decir, que el que un microorganismo sea patógeno no es una propiedad fija, sino que puede variar en función del entorno y de las condiciones del mismo hospedador.

Estos descubrimientos llevaron a considerar que la enfermedad no siempre es la consecuencia inevitable de la presencia de un microorganismo, sino el resultado de una interacción compleja entre el hospedador y este.

Pero ¿y bacterias «buenas»? Pronto surgiría la sospecha.

Con el tiempo, nuestra visión cambió. Nos dimos cuenta de que las bacterias no eran solo agentes infecciosos, sino que muchas convivían con nosotros sin causar daño, e incluso nos beneficiaban.

Este cambio de perspectiva llevó a la introducción de términos nuevos según el tipo de relación con el hospedador. Por ejemplo, bacterias mutualistas, que nos aportan beneficios, o bacterias comensales, que coexisten con nosotros de forma inofensiva.

Para complicar más las cosas, las bacterias no solo interactúan con el hospedador, sino que lo hace también con otras bacterias, y otros microorganismos, que tiene alrededor. Entre todos estos seres también existen relaciones, positivas, de «tira y afloja» e incluso de odio absoluto. El mundo microbiano está lleno de estrategias y rivalidades para lograr la supervivencia.

Parasitismo: los virus que cazan bacterias

Las bacterias también pueden ser parasitadas por virus (bacteriófagos), que se introducen en su célula y utilizan toda su «maquinaria» molecular para hacer copias de sí mismos hasta que la célula explota, liberándose así nuevos virus, listos para continuar infectando a otras bacterias.

Depredación: microorganismos que se cazan unos a otros

La depredación ocurre porque también hay seres microbianos «cazadores», como es el caso de *Bdellovibrio,* que perfora la superficie de ciertas bacterias y se alimenta de su contenido.

*Competencia: en la microbiota
no hay sitio para todos*

La competencia ocurre todo el tiempo. En la microbiota los microorganismos deben pelear por el espacio y los nutrientes disponibles allá donde se encuentren. Imaginemos que ese sitio sea la piel, donde los recursos son escasos (solo algo de sudor y grasa). Aquí, solo los más rápidos en ocupar el espacio y los más eficientes en usar los nutrientes disponibles sobrevivirán.

En el intestino, la cosa varía un poco. Quizá aquí el problema no sean los nutrientes, pero sí el espacio. Los microorganismos que lleguen nuevos tienen difícil poder quedarse. Este es el gran reto de los probióticos, porque es como si tuvieran que mudarse a un edificio ya lleno. Por eso, estos últimos pueden tener más éxito en personas que han tomado antibióticos recientemente, porque su microbiota habitual se puede haber eliminado y hay espacio libre para que se adhieran microorganismos nuevos.

No obstante, esto hay que cogerlo con pinzas. A veces, a estos probióticos no les gusta el edificio, no les gusta el ambiente o los nutrientes, y tampoco se quedan.

*Amensalismo: ser buenos sin recibir
nada a cambio*

El amensalismo ocurre cuando un microorganismo beneficia a otro sin obtener ningún provecho a cambio. Un caso curioso ocurre en el tracto vaginal, donde las bacterias (*Lactobacillus*) que allí residen generan un ambiente tan ácido que impiden el crecimiento de patógenos como el hongo *Candida albicans*, convirtiéndose en protectores contra infecciones. Esta protección la ejercen «sin querer» y sin pedir nada a cambio.

Mutualismo: o cómo trabajar en equipo

En el mutualismo ambas partes salen beneficiadas. Por ejemplo, *Lactobacillus* fabrican ácido fólico, que otras bacterias como *Enterococcus faecalis* utilizan para crecer. A su vez, *Enterococcus faecalis* genera fenilalanina, que usa *Lactobacillus*. ¡Un perfecto trabajo en equipo!

Comensalismo: gano yo y a ti te da igual

En el comensalismo, uno de los componentes sale beneficiado y al otro le da igual. Por ejemplo, en el intestino, *Escherichia coli* de alguna manera elimina el oxígeno disponible, creando un ambiente ideal para bacterias a la que no les gusta tanto este gas, como los Bacteroides. Dicho de otra forma, gracias a *E. coli*, Bacteroides puede proliferar.

Sintrofismo: el trueque microbiano

En el intestino humano, los organismos microscópicos pueden formar verdaderas cadenas de producción, intercambiando metabolitos entre sí. Este proceso es esencial para la digestión y el metabolismo, ya que permite la degradación progresiva de sustancias que, de otro modo, no podrían ser procesadas por un solo microorganismo. Por ejemplo, hay bacterias que descomponen los carbohidratos de las legumbres y liberan hidrógeno (H_2), entre otras cosas. Ese H_2 debería acumularse en el intestino, pero eso no ocurre, porque hay otras bacterias que lo retiran y lo convierten en CO_2 y metano como últimos productos. Es decir, unas bacterias hacen la primera parte del trabajo y otras terminan el proceso.

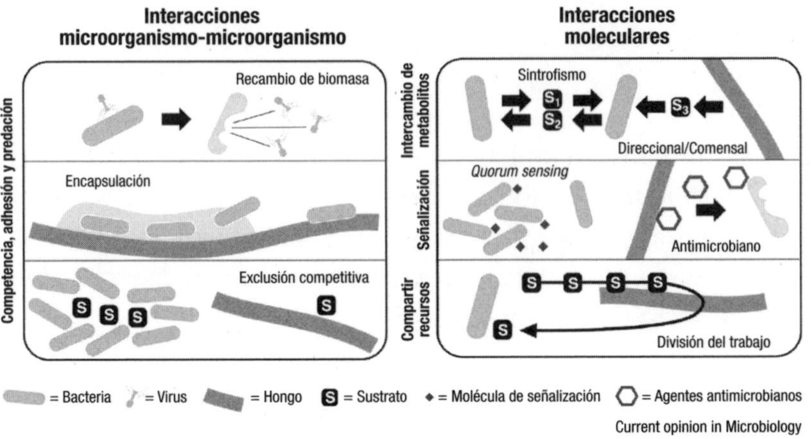

Algunas de las interacciones más conocidas que se da entre microorganismos. (Fuente: Jansson, J. K., & Hofmockel, K. S. (2019). «Soil microbiomes and climate change». *Nature Reviews Microbiology, 18*(1), 35–46. https://doi.org/10.1038/s41579-019-0265-7)

Sin embargo, las relaciones entre los seres microbianos no son estáticas, sino dinámicas y pueden cambiar dependiendo del microorganismo que tenga alrededor.

Adquisición y desarrollo de la microbiota: una inversión a largo plazo

El momento del nacimiento no solo marca el inicio de una nueva vida, sino también el comienzo de una relación con la microbiota que durará… hasta el final.

¿En qué momento de nuestra existencia empiezan a llegar los primeros microorganismos? Como hemos anticipado, esta pregunta sigue sin tener una respuesta clara. Por ahora, el consenso es que el primer contacto significativo con microbios ocurre durante el nacimiento. Quizá en el futuro, y con una tecnología que permita una mayor resolución o sensibilidad, podamos contar otra cosa. Además, dependiendo de la forma en la que sea el parto (natural o cesárea), cambiará el tipo y número de microorganismos que colonizarán al bebé.

En ocasiones no es posible el parto natural y el nacimiento se da por cesárea. En este caso, el primer inóculo microbiano que recibe el bebé está formado por microorganismos del ambiente y bacterias de la piel de las personas de su alrededor. Esto da lugar a una microbiota inicial diferente a la que se obtiene por el parto vaginal y puede influir temporalmente en el desarrollo del sistema inmunitario e incrementar la susceptibilidad a ciertas enfermedades.

Este hecho ha sido, y sigue siendo, de gran preocupación para los profesionales de la salud. Ha habido intentos de proporcionar de alguna manera estos microorganismos de forma artificial. Una de las estrategias más llamativas consistía en colocar gasas estériles impregnadas de la microbiota vaginal de la madre obtenida momentos antes de la cesárea, para colocarlas en las superficie de la piel del bebé nada más nacer. Esto se conoce como *vaginal seeding*, o inoculación vaginal. Sin embargo, este procedimiento ha sido muy controvertido, ya que no se ha demostrado que mejorase la salud del bebé a largo plazo. Además, las autoridades alertaron de posibles complicaciones y riesgos. Entre ellos, transmitir infecciones vaginales, cuyos patógenos podían pasar al bebé a través de la boca.

Tampoco existe una estandarización de los protocolos, o conservación de la muestra hasta el momento del nacimiento. Es por eso que se suelen apoyar otras técnicas, más seguras y avaladas por numerosos estudios científicos, que ayuden a reestablecer la microbiota, como la lactancia materna.

Aunque el nacimiento es el primer «choque» de nuestro cuerpo (y de nuestro sistema inmunitario) con la realidad microbiológica, el primer año de vida también es un periodo «complicado» para la microbiota, en el que se producen muchos cambios y adaptaciones.

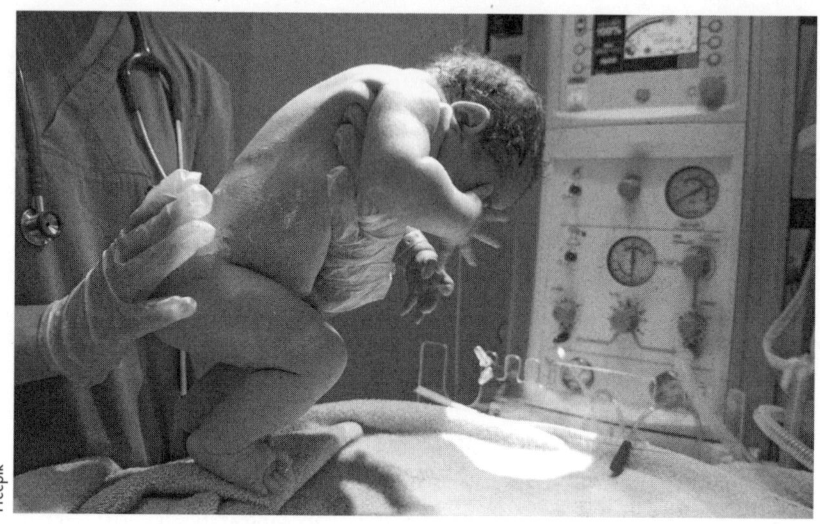

La primera microbiota se adquiere durante el nacimiento.

Los bebés pasan de un entorno relativamente escaso en microorganismos (suelen estar protegidos en la cuna, sin apenas tocar nada, con baños diarios, etc.) a interacciones constantes con nuevas bacterias provenientes del ambiente, los alimentos y el contacto con otras personas o mascotas.

Durante los primeros meses, la microbiota está dominada por bacterias del grupo *Bifidobacterium* debido a la alimentación basada, principalmente, en leche materna. Estas bacterias facilitan la digestión de azúcares complejos presentes en la leche y favorecen la maduración del sistema inmunitario. Cuando se incorporan a la dieta frutas, verduras, cereales y proteínas, cambia la composición bacteriana, favoreciendo grupos como *Firmicutes* y *Bacteroidetes*, que serán predominantes en la microbiota adulta.

Un estudio recientemente publicado en *Cell Host & Microbe* y liderado por distintas universidades reveló que el padre también contribuye a la formación de la microbiota del bebé durante el primer año de vida. Los investigadores evaluaron la intervención de ambos padres en la microbiota del bebé. Tras analizar más de cuatrocientas muestras fecales observaron que el padre constituye una fuente estable de bacterias para el bebé independientemente del modo de parto. La contribución acumulada se vuelve comparable a la de la madre después de un año.

Un estudio realizado en ratones mostró que modificar la microbiota intestinal del padre con antibióticos afectó la función testicular y la calidad del esperma (y de su microbiota, de la cual también hablaremos más adelante). Según los investigadores, este hecho impactó negativamente en el desarrollo posterior de la placenta, y provocó que las crías nacieran con bajo peso y murieran prematuramente. Aunque estos estudios se han hecho en animales de experimentación, abre la puerta a nuevos estudios que evalúen cómo la disbiosis de la microbiota del padre puede afectar al proceso de concepción. Estos hechos son muy importantes y resaltan una vez más la importancia de llevar unos hábitos de vida saludables, especialmente en sociedades occidentales en las que las dietas poco saludables, el sedentarismo y el estrés están a la orden del día.

No nos gustan los cambios microbianos, ¡pero no siempre son malos!

Como hemos dicho, la microbiota cambia constantemente. Pero no debemos asustarnos. Estos cambios, siempre que no produzcan efectos negativos, se consideran normales y se conocen como sucesiones ecológicas. Es decir, se reemplazan unos microorganismos por otros, pero no hay un cambio de función porque ambos saben hacer lo mismo.

Otra cosa muy diferente es la disbiosis. Este término hace referencia a un proceso de cambio, pero asociado a una patología. Por ejemplo, el uso de antibióticos puede tener un impacto sobre la microbiota vaginal y provocar la desaparición de *Lactobacillus*, que produce ácidos y mantiene el entorno con esta característica. Su desaparición hace que el ambiente sea menos ácido y que proliferen otros microorganismos, como *Candida*, que provoca vaginosis. Este cambio o alteración en la microbiota ha desencadenado una patología. Otro ejemplo, la alteración de bacterias intestinales en ocasiones puede causar una inflamación crónica e influir en el desarrollo de enfermedades inflamatorias intestinales.

Sin embargo, es importante insistir en que no todos los cambios en la microbiota son perjudiciales. Existen fluctuaciones naturales, porque no comemos constantemente los mismos alimentos, ni de la misma manera, que no nos provocan ningún daño ni malestar.

Estos cambios forman parte de la dinámica normal del ecosistema microbiano. Por tanto, solo tenemos que preocuparnos por los cambios… que nos hacen sentir mal.

Nuestro sistema inmunitario se debilita con la edad (proceso conocido como inmunosenescencia) y complica el control de microorganismos potencialmente patógenos. La edad conlleva una serie de circunstancias que alteran la microbiota, empezando por la dieta. Por ejemplo, la pérdida de apetito, una menor necesidad calórica, la presencia de patologías específicas que requieren de dietas concretas o eliminar ciertos alimentos, así como el empeoramiento de la salud dental (o el uso de prótesis dentales) hacen necesarias dietas especiales que inevitablemente alteran la microbiota intestinal. Entre las consecuencias más estudiadas están la reducción de su diversidad, la disminución de la capacidad para resistir infecciones y una peor respuesta a los cambios. Por si fuera poco, disminuye el número de bacterias beneficiosas y aumenta el de los patógenos oportunistas.

A esto, se le suma que a ciertas edades se suele padecer enfermedades y hay un incremento en el uso de medicamentos.

La falta o reducción de la movilidad o de la actividad física tampoco ayudan.

La consecuencia de estos cambios es la disbiosis e inflamación, conocido como *inflammaging*. La disminución de bacterias beneficiosas afecta a la producción de enzimas digestivas y vitaminas, lo que puede llevar a carencias nutricionales. La reducción de bacterias protectoras facilita la colonización por patógenos como *Clostridium difficile,* causante de diarreas graves y de la colitis pseudomembranosa. También influye en el metabolismo de grasas y azúcares, contribuyendo a la aparición o empeoramiento de enfermedades metabólicas como la obesidad y la diabetes tipo 2. Y, como veremos más adelante, existe una conexión conocida como eje intestino-cerebro, en la que los metabolitos producidos por la microbiota pueden afectar la función cerebral.

Ahora que sabemos todo esto podemos entender por qué hay que cuidar muy bien a la microbiota para que se mantenga fuerte y «joven», como cualquier otra parte de nuestro organismo.

Otras «biotas»: micobioma, viroma y parasitoma

Gran parte de los estudios científicos que se han basado en el análisis de la microbiota humana se han centrado en las bacterias, no porque tengamos un trato de favor hacia ellas, sino porque las técnicas de análisis, y las herramientas moleculares y bioinformáticas disponibles se han desarrollado más rápidamente para el estudio de estas.

Sin embargo, hoy día sabemos que no están solas y que comparten espacio y nutrientes con otros microorganismos muy diferentes como arqueas (arqueoma), hongos (micobioma, con c), virus (viroma) y parásitos (parasitoma).

Micobioma

Algunos de los componentes del micobioma son bien conocidos como *Candida, Aspergillus* y *Saccharomyces*. En el intestino, su presencia está asociada a la degradación de carbohidratos complejos y al entrenamiento del sistema inmunitario para que esté fuerte ante las infecciones.

¿Sabías que ciertos hongos del género *Saccharomyces* fueron usados durante la Segunda Guerra Mundial para tratar diarreas bacterianas graves? Su capacidad para competir con bacterias patógenas en el intestino los convirtió en una especie de «soldado microbiano». De hecho, actualmente se utiliza *Saccharomyces boulardii* como probiótico para la mejora de enfermedades gastrointestinales.

Viroma

El viroma se refiere al conjunto de virus que habitan en el cuerpo humano. Incluye virus que infectan células humanas, virus bacteriófagos (que infectan bacterias) y virus que están integrados en nuestro genoma. Y, aunque pensemos que tener virus en la microbiota es un disparate, los bacteriófagos controlan las poblaciones bacterianas, manteniendo un equilibrio, facilitando el intercambio de genes entre bacterias y promoviendo la evolución microbiana.

Parasitoma

El parasitoma engloba a los parásitos que habitan en el cuerpo humano, como protozoos o helmintos. Aunque su presencia se interpreta como negativa, parece que en algunos casos podría formar parte de la microbiota intestinal de individuos sanos.

Algunos parásitos eucariotas podrían ser comensales y algunos, incluso, tener un efecto positivo en la salud del huésped, puesto que han coevolucionado con el sistema inmunitario intestinal. La mayoría de los parásitos presentan características inmunomoduladoras, gracias a las cuales pueden colonizar y permanecer en el intestino sin ser atacadas.

Por ejemplo, las personas que han sufrido infecciones por helmintos, como *Schistosoma mansoni,* tienen menor probabilidad de sufrir enfermedades alérgicas, como el asma. Esto ha llevado a explorar terapias experimentales de forma controlada con parásitos para tratar afecciones inmunológicas en humanos. Algunos estudios sugieren que algunas especies parásitas específicas podrían aliviar los síntomas del síndrome del intestino irritable, la enfermedad de Crohn, la diabetes tipo 1 e incluso la artritis. No obstante, el desequilibrio o la sobrepoblación de parásitos conlleva graves problemas de salud.

Además, parece que la microbiota también podría modular que un parásito cause más o menos daño. Por ejemplo, se sabe que la bacteria *Escherichia coli* puede promover la eclosión de huevos de *Tricuris muris*; que la alteración de la microbiota puede activar a *Giardia* o que *Entamoeba histolytica* modula la respuesta inmunitaria del hospedador para que ataque y elimine las bacterias beneficiosas del intestino. Por tanto, alteraciones en la microbiota inducidas por parásitos podrían empeorar ciertas enfermedades.

A pesar de estos hechos, los mecanismos por los cuales los parásitos alteran la microbiota, y viceversa, siguen siendo en gran parte desconocidos. Además, no debemos olvidar que estos organismos están programados para ser patógenos por naturaleza. Por consiguiente, la línea entre comensalismo y patogenicidad es borrosa, y el resultado clínico podría estar determinado por muchos factores relacionados con el huésped, la misma microbiota y los propios parásitos.

La interacción entre bacterias, hongos, virus y algunos parásitos en nuestro cuerpo es como una sociedad bien organizada. Se ayudan, compiten o se ignoran dependiendo del entorno y las circunstancias. Y mientras a nosotros nos beneficien, ¡que ellos se apañen!

II

MICROBIOTAS CARACTERÍSTICAS

«En un solo centímetro de un colon trabajan más bacterias
que todos los seres humanos que han existido juntos.
Aun así, mucha gente afirma que nosotros
estamos al cargo del mundo».

Neil deGrasse Tyson

Imagina levantarte un día como cualquier otro, desayunar, subirte al coche, conducir para ir a trabajar y, en el camino, tener
un accidente. Imagina que cuando llega la policía los detectores
de alcoholemia muestran unos valores disparatados a pesar de
que no has probado una gota de alcohol. Increíble, ¿verdad?

Lo más normal en esta situación es que piensen que has bebido. Sin embargo, tú sabes que no lo has hecho, aunque no
sabes cómo demostrarlo.

Esto es solo una de las cientos de anécdotas (algunas más
serias que otras) que acontecen a muchas personas por culpa
de la microbiota. Sí, has leído bien ¡es culpa de la microbiota!
Los responsables de este hecho son cientos de millones de

organismos microscópicos que tenemos en nuestro interior y que, aunque no lo creamos, hacen con nosotros lo que quieren.

Este es el caso real de un señor que habitualmente se encontraba con síntomas de embriaguez sin consumir ni una gota de alcohol, pero que, de hecho, en sangre presentaba grandes cantidades de este. Todo ello surgió a raíz de un tratamiento antibiótico que eliminó parte de los microorganismos de su microbiota excepto algunos hongos microscópicos, como *S. cerevisae*, que casualmente es uno de los principales responsables en la elaboración de la cerveza.

Este señor lo que tenía en su tracto digestivo era una gran fábrica de cerveza, de modo que cada vez que consumía carbohidratos, esas levaduras los utilizaban y, fruto de ese metabolismo, producían alcohol.

Aunque esto parezca gracioso, o curioso, a este señor no le hizo ninguna gracia. Hoy en día cientos de personas ya saben que tienen lo que se conoce como «síndrome de fermentación automática», y sí, en su tracto digestivo se genera alcohol.

La microbiota intestinal: juntos pero no revueltos

La microbiota intestinal es una comunidad diversa de microorganismos que se encuentran a lo largo de todo el tracto gastrointestinal, de principio a fin. Y, ¿qué hacen ahí? Pues básicamente están «a sus cosas microbianas». No le daríamos mayor importancia si no fuera porque cada cosa que hacen podría repercutir en nuestra salud.

Pero ¿cómo sabemos lo que pasa ahí dentro? La realidad es que gran parte de la información que tenemos proviene de los análisis de la microbiota fecal. Sí, lo que imaginas: ¡analizando heces! No es la forma más elegante de obtener datos… pero es una de las pocas maneras de estudiar lo que pasa en el intestino

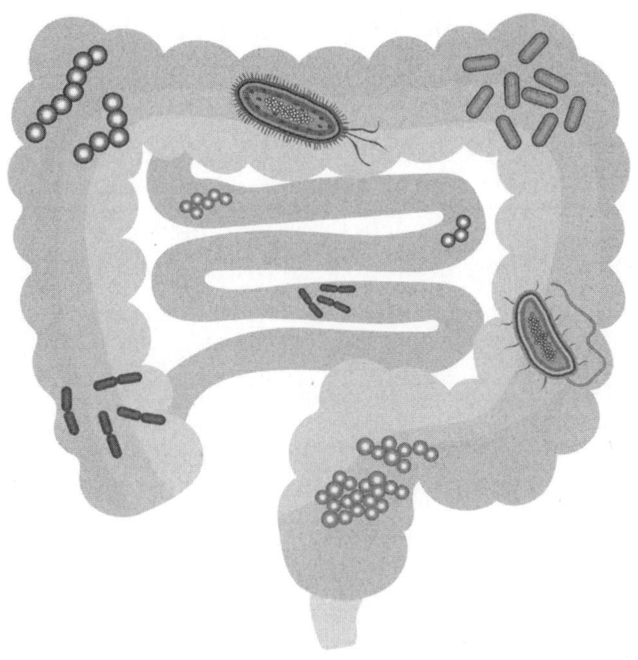

Ilustración de la microbiota intestinal. (Fuente: DataBase Center for Life Science).

de una persona sin necesidad de recurrir a intervenciones invasivas como una biopsia.

Por este motivo tenemos que ser conscientes desde el principio de que disponemos de una información limitada. No es poco lo que ya sabemos acerca de la microbiota, pero hemos de ser conscientes que aún no lo hemos descubierto todo, y menos cuando no podemos acceder fácilmente a ciertas zonas para estudiarlas o monitorearlas constantemente.

Sin embargo, la microbiota intestinal ha sido una de las más estudiadas y se considera una de las más relevantes, tanto por la cantidad de microorganismos que alberga (recordemos, hasta medio kilo) como por el órgano sobre el que se sostiene. Este órgano es el intestino, que no destaca precisamente por su impermeabilidad, ya que absorbe buena parte de lo que llega a su lumen o espacio intestinal. Por tanto, en el intestino pasan muchas cosas importantes para nuestra salud.

La microbiota intestinal tiene un cometido fundamental en los procesos que ocurren en el tracto digestivo: ayuda a la metabolización de ciertos nutrientes, facilita su absorción y produce compuestos beneficiosos. También nos protege contra otros patógenos, situándose en primera fila, a modo de barrera, ocupando los sitios disponibles e impidiendo su avance hacia el interior.

El 90 % de la microbiota del ser humano reside en el colon, pudiendo cuantificarse hasta 10^{11} bacterias/gramo de heces (o

La distribución de microorganismos a lo largo del tracto digestivo. (Dr. William Ju, University of Toronto)

lo que es lo mismo, 100 000 000 000 bacterias/gramo) ¡Haced el cálculo de cuántas bacterias puede haber en total!

La microbiota intestinal también es la que presenta mayor número de especies diferentes y, quizá, es la más afortunada al vivir en el mejor ambiente posible de nuestro cuerpo. Porque ahí, ¡no le falta de nada!

En el intestino se da una gran variedad de condiciones ambientales diferentes: distintos valores de acidez, de concentración de oxígeno, de nutrientes, de mucus… Vamos, que tienen donde elegir y situarse donde más les guste.

A pesar de la gran riqueza de especies, parece que la microbiota intestinal humana está definida por dos grandes grupos: *Firmicutes* y *Bacteroidetes*. Ambos constituyen el 90 % del total de grupos presentes en el intestino. Destacan *Lactobacillus* y *Clostridium* dentro de *Firmicutes*, y *Bacteroides* y *Prevotella* dentro de *Bacteroidetes*. A un tercer grupo, Actinobacteria, pertenece nuestra querida *Bifidobacterium*.

Para entender la implicación de la microbiota intestinal en la salud y enfermedad del hospedador, de las cuales hablaremos en los próximos capítulos, hay que entender su función dentro del intestino.

Hasta hace un tiempo se pensaba que el alimento se digería en el estómago y que los nutrientes se absorbían posteriormente a través del intestino, pasando todos ellos a la sangre. Hoy se ha visto que antes de que esos nutrientes lleguen al torrente circulatorio han tenido que atravesar una gruesa «capa» compuesta, principalmente, por microorganismos, la mayoría de ellos vivos y metabólicamente activos, que se alimentan de esos mismos nutrientes, generan sustancias que excretan o eliminan fuera de su célula y que «caen», casualmente, en nuestro tracto intestinal.

Esas sustancias junto con el resto de los nutrientes pueden ser potencialmente absorbidos por el intestino, llegar a la sangre y, de ahí, a cualquier parte del organismo… ¡incluso al cerebro!

Ya sabemos que la microbiota utiliza nuestros mismos alimentos, pero no puede decirnos directamente qué le gusta o no, pero lo hace de forma indirecta: nos manda señales.

Ácidos grasos de cadena corta (AGCC): pequeños pero poderosos

Si hay algo que la microbiota intestinal hace por nosotros y que pasa desapercibido es la producción de unos compuestos con nombre extraño, pero con efectos increíbles: los ácidos grasos de cadena corta (AGCC para los amigos). No son moléculas cualesquiera, sino pequeñas señales químicas que pueden cambiar el curso de nuestra salud. Entre ellas se encuentra el ácido propiónico (o propionato), que se metaboliza en el hígado y ayuda a reducir los niveles de colesterol y glucosa en sangre; el ácido butírico (o butirato), que es la «gasolina» de las células del colon y tiene efectos antiinflamatorios (también es fundamental en la producción de vitamina K y de ciertas vitaminas del grupo B), y el ácido acético (o acetato), que es el más abundante y la clave en la comunicación entre el intestino y el resto del cuerpo.

Lo más fascinante es que estos AGCC no solo actúan en el intestino, viajan también por la sangre y llegan a distintos órganos, incluido el cerebro (porque algunos pueden atravesar la barrera hematoencefálica). Has leído bien: lo que ocurre en

Estructura de los principales ácidos grasos de cadena corta.

nuestro intestino puede afectar directamente a nuestro estado de ánimo y a la salud mental. De hecho, el 90 % de la serotonina periférica se produce en el intestino gracias a la microbiota y puede influir indirectamente en el cerebro a través del nervio vago o el sistema inmunitario.

Estos compuestos tienen una fuerte acción antiinflamatoria, ayudan a mantener la barrera intestinal en buen estado y participan en un sinfín de procesos dentro del cuerpo. La mala noticia es que no todas las bacterias los producen, solo ciertos grupos bacterianos. Así que, si queremos mantenerlos con nosotros, ¡tenemos que cuidarlos bien!

Y, ¿qué podemos hacer para que se queden siempre con nosotros dándonos cosas buenas? Ahí viene lo complicado porque, a veces, la microbiota, es un poco delicada y cualquier cosa le puede afectar: la dieta, hábitos de vida (consumo de tabaco, alcohol, café, etc.) e incluso nuestra genética, es más, que hasta el agua que bebemos o la cantidad de sal que le echamos a la comida. Cuando estos factores alteran la microbiota, entramos en un estado de disbiosis, lo que significa que el ecosistema microbiano se desordena. Y cuando el caos llega, las bacterias beneficiosas disminuyen, dejando espacio para otras menos amigables. ¿El resultado? Problemas digestivos, inflamación, obesidad, enfermedades metabólicas… y la lista sigue.

Las señales secretas de la microbiota

La microbiota se comunica con nuestro cuerpo mediante la producción de señales químicas, que actúan a modo de mensajeros, como los AGCC, algunos neurotransmisores (o sus precursores) y otras moléculas como la serotonina, GABA, dopamina o el triptófano. Y es que, como hemos dicho antes, todo lo que llega al intestino (o se produce en él) es susceptible de procesarse por la microbiota, ser absorbido por el intestino, alcanzar el torrente circulatorio y llegar a cualquier órgano.

Ahí está la respuesta a las posibles implicaciones de la microbiota intestinal con enfermedades de tipo local, pero también con otras alejadas del intestino. Hoy la comunidad científica está en condiciones de proponer distintos ejes: intestino-cerebro, intestino-piel, intestino-corazón, intestino-pulmón, etc. Se la ha relacionado igualmente con numerosas enfermedades, no solo de tipo inflamatorio, sino también inmunitario, e incluso con el cáncer. Más adelante profundizaremos en estos mecanismos.

Una de las cosas más fascinantes de los microorganismos es su capacidad de adaptación y supervivencia en entornos extremos. Hay bacterias que sobreviven en aguas volcánicas a temperaturas cercanas a los 100 °C, otras resisten dosis de radiación letales para cualquier otro ser vivo y para otras el ácido es su sitio preferido. Por supuesto, en nuestro organismo no hay lugar donde no puedan estar.

Pero ¿qué sucede dentro de nuestro cuerpo? Pues que están allí donde las barreras naturales y el sistema inmunitario les deja, porque, por ellas, estarían en cualquier parte. Incluso en un entorno tan hostil como el estómago.

Durante mucho tiempo, los científicos pensaron que el estómago era un ambiente imposible para la vida, debido a su altísima acidez. Pero en 1982, dos investigadores australianos, Barry Marshall y Robin Warren, descubrieron allí una bacteria llamada *Helicobacter pylori*, que no solo sobrevive en el entorno del estómago, sino que lo coloniza, convirtiéndose en el responsable principal de las gastritis, úlceras e, incluso, del cáncer gástrico. La comunidad científica fue muy reacia a creer que en un ambiente tan extremo pudiera sobrevivir algo, aunque fuera un solo tipo de microorganismo. Para demostrar su hipótesis, Marshall hizo algo muy arriesgado: bebió un cultivo de *H. pylori*. Poco después desarrolló los síntomas típicos de una gastritis, demostrando así

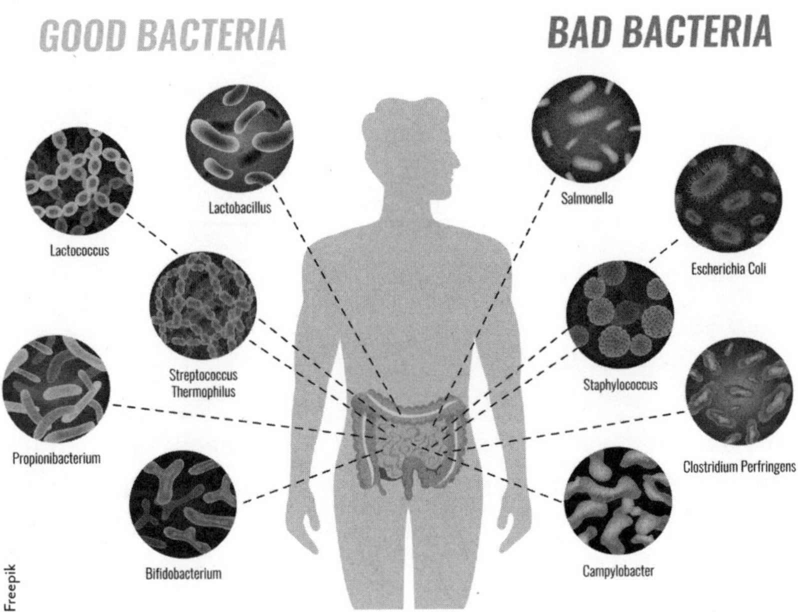

Bacterias descritas como beneficiosas *(good)* vs. perjudiciales *(bad)* en el ser humano.

que la bacteria llegaba al estómago, era capaz de sobrevivir, proliferar e, incluso, ser la responsable de esta enfermedad. Años después, en 2005, ambos investigadores recibieron el Premio Nobel de Medicina por su descubrimiento.

Este hallazgo fue solo el comienzo. Hoy sabemos que también existe una microbiota en el estómago, aunque es menos diversa y abundante que la intestinal.

En nuestro tracto digestivo la distribución de los microorganismos es todo un mapa de hábitats especializados: en el estómago existen bacterias como *H. pylori*; en el intestino delgado predominan microorganismos que toleran pequeñas cantidades de oxígeno, como los *Lactobacillus*; en el colon encontramos la mayor diversidad, con aproximadamente 1 000 especies bacterianas diferentes que se dedican a metabolizar los productos no digeridos previamente.

Estas bacterias no son eternas, y pueden ser reemplazadas por otras, a veces por cambios en la dieta, exposición a patógenos o factores ambientales. Otras veces, simplemente, porque llegan otros microorganismos con mayores habilidades para competir por el sitio o los nutrientes que allí se encuentren.

LA BARRERA INTESTINAL: UNA PROTECCIÓN MEDIADA POR CUATRO CAPAS

Imagina que tu cuerpo es un gran castillo y tienes una muralla que te protege: la barrera intestinal. A simple vista, puede parecer que el intestino es solo una parte más de nuestro sistema digestivo, pero en realidad es un escudo muy sofisticado que regula y vigila qué sustancias pueden entrar al interior y cuáles no.

Tan importante es el papel que desempeña que, si falla, podemos empezar a tener problemas de salud, desde inflamaciones crónicas hasta trastornos metabólicos. Y, como en toda gran defensa, no actúa sola y tiene su propio ejército de guardianes: la microbiota intestinal.

Aunque la mayoría de los microorganismos suelen gozar de mala fama, en nuestro intestino tenemos millones de ellos que son nuestros aliados y trabajan sin descanso para impedir que patógenos y sustancias dañinas pasen a la sangre. Estos seres microbianos no solo bloquean la entrada de intrusos, sino que también envían señales a nuestras células intestinales, para mantenerlas en alerta y plena forma.

Sin ellos nuestro sistema inmunitario viviría en una locura constante, reaccionando de forma descontrolada, e incluso atacando a elementos inofensivos, desencadenando inflamación, enfermedades autoinmunes o alergias.

La barrera intestinal es una estructura compuesta por varias capas, diferenciadas física y estructuralmente. Su función principal es filtrar, seleccionar, impedir o permitir el paso de sustancias desde el lumen del intestino hasta la sangre. Es decir, actúa de intermediaria entre el mundo exterior y el interior de nuestro cuerpo.

La microbiota: los soldados de primera línea

Está claro que la naturaleza ha seleccionado a los mejores guardianes para defendernos: cientos de miles de microorganismos por cada centímetro cuadrado de nuestro intestino. Estos seres microscópicos forman la primera línea de defensa que va a luchar frente aquello que no debe estar. Además, se encarga de enviar señales a las células intestinales para que estén alerta y cumplan con su función protectora.

La microbiota está situada en el lumen intestinal, constituyendo una gruesa capa de microorganismos adheridos íntimamente a la segunda capa de defensa: el moco intestinal.

Este moco es producido por un grupito de células especializadas que tenemos en el intestino, escondidas o dispersas entre las células del epitelio.

El moco intestinal: el «pegamento» entre las bacterias y el intestino

Por si la microbiota no fuera suficiente defensa, el intestino está recubierto por una capa de moco producida por células caliciformes, llamadas así porque tienen forma de cáliz. Estas células producen un moco viscoso y pegajoso, con un gran contenido en agua y otros compuestos, que pueden cambiar en función de la dieta y otros factores del hospedador.

Este moco actúa como un pegamento selectivo, porque permite la adhesión de bacterias beneficiosas, pero dificulta la de los patógenos para que sean eliminados con facilidad.

Sin embargo, el papel del moco no termina ahí. Dado que es una estructura acuosa y dinámica, actúa a modo de malla a través de la cual también pueden circular moléculas. De este modo viajan sustancias que lleven mensajes desde la microbiota a las células epiteliales, pero también pueden circular señales desde las células epiteliales a la microbiota; es decir, hay un tráfico de información bidireccional.

El grosor de este moco no es uniforme a lo largo de todo el intestino. Se produce menos cantidad y es menos grueso en la parte anterior del intestino delgado, porque la función principal de esa zona es la absorción de nutrientes. A lo largo del intestino tenemos más moco y en una capa más gruesa, especialmente en el colon, donde la función protectora toma más relevancia.

La microbiota también depende, en parte, de la genética del individuo, ya que esta determina el número de células caliciformes y su actividad secretora. Dicho de otra forma, la cantidad y composición del moco afectan directamente al tipo de microorganismos que se establecen en cada individuo.

El epitelio intestinal: los soldados que protegen el castillo

Las células que conforman nuestro epitelio y que tapizan el interior del intestino constituyen la tercera capa defensiva.

Aquí ya estamos nosotros; aquí están nuestras células, juntas y estrechamente unidas entre sí, formando un revestimiento, una barrera física muy selectiva que va a mediar el paso de sustancias a su través.

Todo aquello que quiera llegar al interior de nuestro cuerpo va a tener que hacerlo atravesando estas células. Esto es así porque ellas están absolutamente juntas, pegadas o selladas gracias a una «cremallera» perfecta de proteínas. Esta estructura permite que exista una «permeabilidad selectiva», o lo que es lo mismo, no todo pasa, e incluso algunos microorganismos pueden ser bloqueados o destruidos si lo intentan.

La lámina propia: en la última fila de defensa

Sí, es la última capa, pero no por ello menos importante. Esta estructura consiste en una capa de tejido que alberga distintos componentes del sistema inmunitario. Actúa como el último mecanismo de defensa, por si algún patógeno o compuesto perjudicial ha logrado burlar los mecanismos de seguridad previos.

Su función es detectar y eliminar cualquier elemento potencialmente dañino antes de que entre en la sangre. De esta forma, solo las sustancias que no suponen un riesgo pueden llegar al sistema circulatorio.

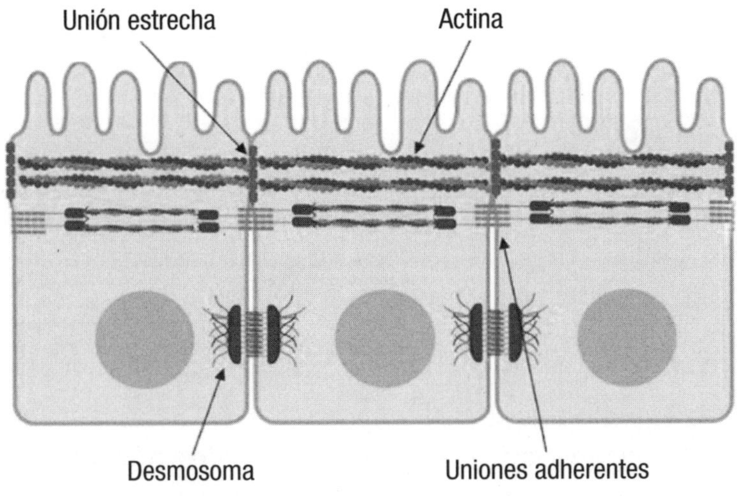

Representación de la estructura de la barrera intestinal. (Fuente: Wells, A. I., & Coyne, C. B. (2018). «Type III Interferons in Antiviral Defenses at Barrier Surfaces». *Trends in Immunology, 39*(10), 848–858. https://doi.org/10.1016/j.it.2018.08.008)

¿Qué pasa cuando la barrera se rompe?

La alteración de la permeabilidad intestinal, o la ruptura de la barrera intestinal, puede tener graves consecuencias para el organismo. Los factores que la alteran pueden ser tanto dietéticos como el consumo de alcohol, medicamentos, tabaco o, incluso, respuestas «equivocadas» del sistema inmunitario.

Experimentos en ratones, a los que se les inyectó una molécula bacteriana conocida por producir inflamación, revelaron que se habían producido alteraciones evidentes en la barrera intestinal y modificaciones estructurales en el tejido epitelial. Era como si esa barrera hubiera sido destruida a cañonazos.

En esta situación, una barrera destruida, rota, no ejerce su función protectora. Cuando esto ocurre, cualquier sustancia, no importa de qué tipo o tamaño, puede introducirse libremente en el organismo. El resultado es que pasan a la sangre compuestos o microorganismos que en condiciones normales no habrían llegado hasta allí.

¿Se puede saber si tenemos un exceso de permeabilidad intestinal?

Hoy en día hay numerosas pruebas y test comerciales que permiten evaluar el grado de permeabilidad intestinal. Los más sencillos consisten en proporcionar al paciente una suspensión bebible con moléculas «chivatas» como el manitol o la lactulosa; esto es, moléculas que, en condiciones normales, no atravesarían el intestino y se eliminarían con las heces. Pero si las encontramos en la orina es porque han pasado a través del intestino, indicio de que hay un exceso de permeabilidad intestinal.

Por ejemplo, si se detecta manitol o lactulosa en la orina es porque hay un exceso de permeabilidad en el intestino delgado. En cambio, si se detecta sucralosa es índice de que hay

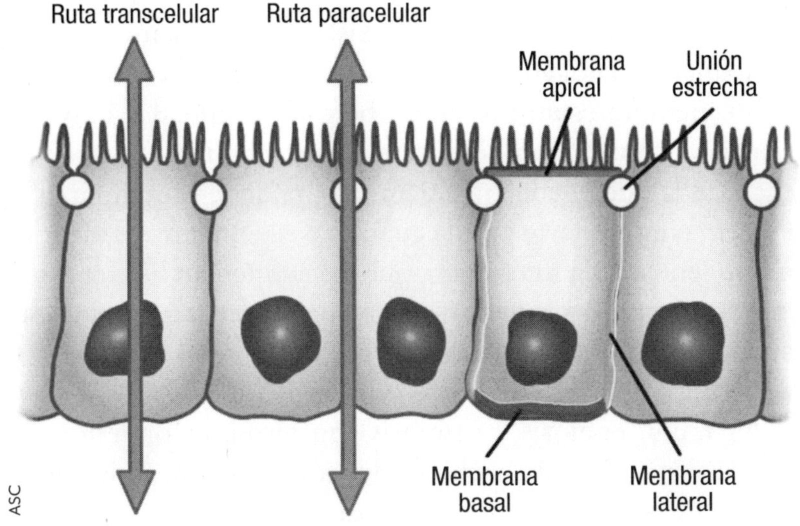

Esquema de las vías de permeabilidad selectiva de las células epiteliales (flechas rojas). Las vías transcelular (a través de las células) y paracelular (entre las células) controlan el paso de sustancias entre la luz intestinal y la sangre.

mayor permeabilidad en el intestino grueso. Otras moléculas más grandes como ovoalbúmina o dextranos, entre otras, se pueden detectar en sangre, indicando igualmente un incremento en la permeabilidad intestinal.

Otros componentes, como algunas proteínas que forman esa cremallera que une a las células, también pueden aparecer en la sangre, e incluso en las heces, y podemos detectarlas por otros sistemas.

Eubiosis vs. disbiosis: el eterno equilibrio

Cuando la microbiota está en equilibrio y no causa ningún efecto negativo sobre el individuo se habla de eubiosis. Este término se refiere a una composición microbiana estable, en la que predominan bacterias beneficiosas.

Esto no quiere decir que no existan microorganismos potencialmente patógenos en una microbiota en eubiosis. De hecho, siempre están presentes, pero en cantidades muy pequeñas, y como escondidos, hasta que encuentran una circunstancia en la que pueden proliferar. Esto puede ocurrir cuando el sistema inmunitario baja la guardia o si desaparecen algunos componentes de la microbiota que los mantenían bajo control. Entonces pueden proliferar e incrementar el número. Si este cambio conduce a efectos negativos en la salud, entonces se denomina disbiosis.

Por tanto, eubiosis y disbiosis son términos opuestos. La eubiosis está asociada a un estado saludable y la disbiosis es un cambio que se relaciona con trastornos de salud de distinta índole.

Como hemos visto, hasta hace unos años la microbiota era solo «unas cuantas bacterias» en nuestro intestino, sin relevancia para la salud. Gracias a toda la investigación que se ha realizado, hoy sabemos que su labor es tan importante como el de cualquier otro órgano (¡incluso sistema!), y que puede influir en múltiples facetas de nuestro bienestar.

MICROBIOTA ORAL: ¿LA PUERTA DE ENTRADA A LA SALUD?

¿Sabías que un hombre casi se muere por no ir al dentista?

Este señor llevaba una vida relativamente tranquila y saludable. Un día, mientras estaba en el trabajo, empezó a sentir un dolor en el pecho, acompañado de mareos y dificultad para respirar. Pensó que era estrés, pero horas después estaba en el hospital porque había sufrido un infarto. Cuando los médicos ahondaron en las causas, se dieron cuenta que no tenía el colesterol alto, ni hipertensión… pero sí tenía un montón de bacterias perjudiciales en su boca fruto de una periodontitis avanzada.

La periodontitis es una infección en las encías provocada por bacterias como *Porphyromonas gingivalis* y *Streptococcus mutans*. En este caso, las bacterias no se quedaron en su boca, sino que lograron «colarse» hasta el torrente sanguíneo a través de pequeñas heridas en las encías. Una vez que alcanzaron las arterias provocaron inflamación y fomentaron la formación de placas de ateroma, lo que favoreció el infarto.

Este caso no es único. Estudios han demostrado que la periodontitis puede aumentar el riesgo de enfermedades cardiovasculares entre un 25 % y un 50 %.

Si pensabas que la boca es solo el lugar donde masticas la comida y hablas, prepárate para sorprenderte, porque dentro de la cavidad oral habita una comunidad microscópica con más habitantes que muchas ciudades del planeta.

La microbiota oral es aquella que se encuentra rodeando todas las superficies y estructuras presentes en dicha cavidad bucal. Se trata de una comunidad microbiana compleja, dinámica, diversa y muy abundante, más de lo que se podría pensar.

La boca presenta características únicas que no se encuentran en otras regiones del cuerpo, ya que tenemos tejidos blandos, como el revestimiento interno de la boca, la lengua, las encías; tejidos duros como los dientes y prótesis temporales o fijas (ortodoncias, empastes, coronas, etc.) y, para complicarlo más, muchas de esas prótesis pueden ser de materiales diversos, lo que hace que algunos microorganismos se adhieran mejor que otros. Efectivamente, todas crean superficies específicas para la adhesión y el crecimiento microbiano. Esta complejidad hace que la microbiota oral sea un ecosistema altamente especializado. Además, por si fuera poco, hay un líquido que baña todas las superficies y actúa a modo de transporte: la saliva.

La cantidad de microorganismos que hay en nuestra boca no es pequeño. Se estima que pueden existir 10^8 microbios por cada mililitro de saliva, pertenecientes a unas 700 especies microbianas diferentes. La microbiota oral ha sido una prioridad en la investigación científica y se ha financiado a través de proyectos como el Microbioma Oral Humano (HOMD), lo que ha permitido caracterizar y conocer muchas de las especies que se encuentran en este ecosistema peculiar.

Al igual que en el intestino, la microbiota oral es única, especializada, y está en continuo cambio debido a lo que comemos, a los besos que damos o incluso a la forma en que nos cepillamos los dientes.

La boca: un campo de batalla

La boca es una de las zonas más expuestas de nuestro cuerpo. Está en contacto directo con el exterior, con lo que comemos, con el aire y con otros humanos. Esto significa que la microbiota oral debe estar en guardia todo el tiempo. Afortunadamente, no está sola en esta tarea. La saliva es su mejor aliada, que actúa como un río en constante movimiento, arrastrando las bacterias, proporcionándoles nutrientes y regulando su crecimiento. Sin ella, la microbiota oral sería un auténtico caos.

Pero no todas las bacterias son bienvenidas. En condiciones normales, hay un equilibrio entre los microorganismos buenos y aquellos que pueden causar enfermedades. Sin embargo, cuando este equilibrio se rompe, aparecen problemas como caries, gingivitis y periodontitis.

Al igual que ocurre en el intestino, la microbiota oral también tiene un origen. Aunque se ha sugerido que el bebé puede estar en contacto con microorganismos antes del nacimiento, lo que sí está claro es que nada más nacer adquiere la mayor parte de la microbiota. Al atravesar por el canal del parto, todas las superficies del bebé comienzan a incorporar microorganismos allí por donde pasa, o en el entorno inmediato, en el caso del nacimiento por cesárea.

Durante los primeros minutos de vida del bebé, su boca contiene un número bajo de microorganismos, de forma que hay espacio suficiente para que otras especies colonicen.

Los primeros inquilinos suelen ser especies como *Streptococcus mitis* y *Streptococcus salivarus,* bacterias típicas de la microbiota de la boca. Pero, a medica que el bebé va creciendo, su composición cambia.

La aparición de los primeros dientes marca un punto clave en la evolución de la microbiota. Con la llegada de una nueva superficie, comienzan a instalarse nuevos microorganismos, como *Streptococcus sanguis,* que aparece solo cuando salen los primeros dientes. Este es un fenómeno curioso, ejemplo de la sucesión autogénica mediada por los cambios estructurales propios del organismo. Sin embargo, la alimentación, los hábitos de higiene o antibióticos modifican aún más esa microbiota, permitiendo la llegada de nuevas especies microbianas a través de la sucesión alogénica.

Cuando la dentadura está completa, la microbiota oral alcanza una «comunidad clímax», un ecosistema relativamente estable que nos acompañará toda la vida… aunque seguirá cambiando según nuestra alimentación, hábitos de higiene, presencia de enfermedades, etc. Además, no todos los microorganismos que llegan a la boca se quedan. También existen entes microbianos (adquiridos con los alimentos o con los besos…), cuya presencia es transitoria. Aunque muchos de ellos no se queden de forma permanente, pueden influir en el equilibrio microbiano, favoreciendo o dificultando la colonización de ciertas bacterias, o promoviendo enfermedades.

Al igual que el intestino, la mucosa de la cavidad oral y la lengua están recubiertas por una capa de células y una capa de moco. Ambas estructuras (células y moco) no solo actúan como barreras protectoras, sino también como superficies de adhesión para microorganismos, a modo de sustrato para establecerse y desarrollarse. El moco, además, sirve de fuente de nutrientes para su desarrollo.

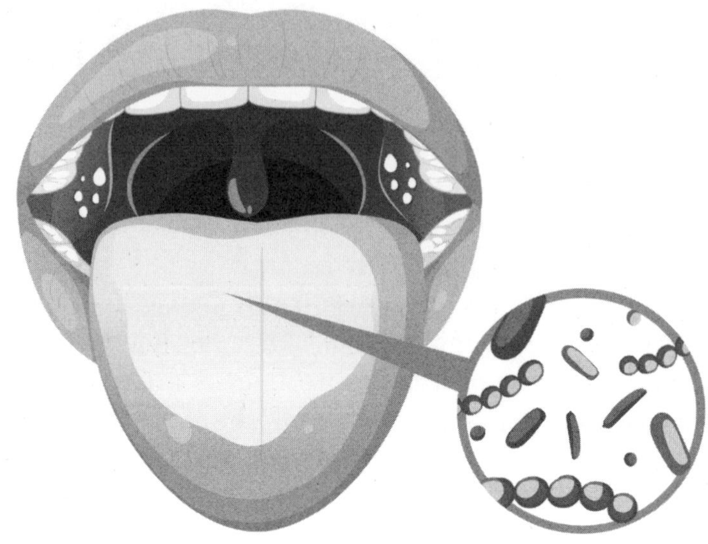

Ilustración de microbiota oral.

Esta capa de células se renueva de manera periódica a través de un proceso de descamación (es decir, que las células se desprenden dando paso a otras más jóvenes de la capa inferior) que ocurre aproximadamente cada 12-13 días. Este ciclo de renovación permite la eliminación de los microbios adheridos, pero al mismo tiempo proporciona un entorno propicio para la recolonización rápida y el crecimiento de nuevos microorganismos debido al aporte continuo de nutrientes.

Los dientes: la ciudad que nunca cambia

¿Qué sucede en los dientes? Los dientes están formados por un tejido duro (mineralizado) y no experimenta procesos de descamación, lo que favorece la creación de pequeños hábitats o ecosistemas, diferentes al resto. La superficie de los dientes permite que se establezcan las bacterias de forma más prolongada. Además, el esmalte que recubre los dientes fomenta la aparición de una placa bacteriana. Sin embargo, las condiciones de la microbiota oral varían dependiendo de los hábitos de higiene y la presencia de otras patologías. La microbiota oral también puede sufrir un desequilibrio o disbiosis, en la que proliferan bacterias patógenas que causan caries o periodontitis.

Prótesis dentales: los nuevos barrios en la boca

Las prótesis añaden nuevas superficies, además con materiales, porosidades y texturas diferentes al diente, que pueden fomentar la adhesión de nuevas bacterias.

Tanto en los dientes naturales como en las prótesis se forma el biofilm (o biopelícula). Esta estructura consiste en una capa «gelatinosa» producida por microorganismos, que les permite una mejor adhesión a las superficies (como si fuera un pegamento) y que, además, les ofrece protección, porque cualquier sustancia (como los antibióticos o desinfectantes) tendrían que atravesar primero esa capa.

Sin esta biopelícula, muchos microorganismos no podrían sobrevivir en la boca, pero su acumulación excesiva puede causar problemas de salud bucal.

Además, la microbiota oral no es uniforme, está repartida, pero de forma desigual en toda la superficie. En la zona de las encías (subgingival), hay menos oxígeno que en la parte expuesta del diente, y esta diferencia hace que vivan bacterias distintas en cada zona. Además, el líquido que rodea las encías aporta nutrientes clave que alimentan a estos microorganismos, influyendo en su crecimiento y actividad.

La saliva: la autopista de la microbiota

La saliva tiene muchas funciones, pero también desempeña un papel crucial en el mantenimiento del equilibrio de la microbiota. La saliva está compuesta por agua, electrolitos, proteínas y diversas moléculas disueltas. A nivel de la microbiota, actúa como un medio que transporta nutrientes y controla el crecimiento bacteriano.

Las características y composición de la saliva pueden variar en función de factores como la dieta, el tabaco, el consumo de alcohol, el uso de antibióticos y los hábitos de higiene bucal, entre otros.

Un aspecto fascinante de la saliva es su capacidad para reflejar cambios hormonales en el organismo. Por ejemplo, los niveles de estrógenos en las mujeres pueden modificar la composición de la saliva durante el ciclo menstrual. Actualmente, existen pruebas de fertilidad basadas en la cristalización de la saliva, las cuales permiten determinar las fases de la menstruación. Estos patrones de cristalización, conocidos como patrones Ferning, muestran cómo las hormonas pueden influir en la composición salival y, por tanto, también indirectamente en la composición de la microbiota oral, ya de por sí altamente sensible a los cambios del entorno.

Además, no olvidemos que la saliva se produce constantemente. Se calcula que casi 1,5 litros de saliva al día pasan al tracto digestivo por procesos de deglución. Esto tiene muchas implicaciones, porque los microorganismos presentes en la

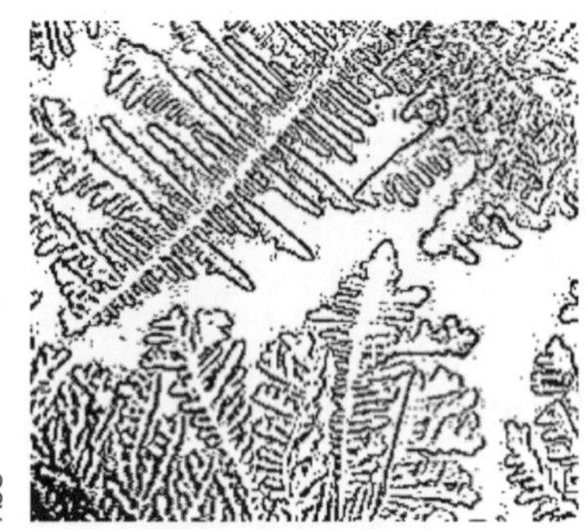

Patrones de Ferning.

saliva pueden tener un impacto en el intestino y en su microbiota. Y viceversa, porque los metabolitos producidos por las bacterias intestinales pueden llegar a la saliva a través del torrente sanguíneo, afectando a la microbiota oral.

Cuando la microbiota se revela: las disbiosis de la microbiota oral

La microbiota presente en la cavidad oral desempeña funciones esenciales; actúa como una barrera, desencadena mecanismos para proteger frente a posibles patógenos y es capaz de producir sustancias que favorezcan esa primera degradación de los alimentos. Sin embargo, en algunas circunstancias, las condiciones de la boca cambian y la microbiota entra en disbiosis. Entonces se establecen microorganismos que fomentan la aparición de enfermedades, como la caries o la periodontitis.

Es más, microorganismos que en condiciones normales no causan daño, pueden hacerlo cuando en nuestra boca se modifica algún factor. Es el caso curioso del hongo *Candida albicans,* que forma parte de la microbiota normal en la cavidad oral. En individuos sanos, *Candida* suele encontrarse en forma de levadura (como células libres) y vive en equilibrio con el huésped sin causar daño. En este estado, el sistema inmunitario del hospedador no reacciona y le da igual su presencia. Sin embargo, esta relación puede alterarse en determinadas condiciones. Cuando el equilibrio en la microbiota oral se ve perturbado (por ejemplo, debido a inmunosupresión, uso de antibióticos, cambios hormonales o mala higiene bucal), *Candida albicans* puede cambiar su morfología de levadura a otro estado, y esas células redondas comienzan a transformarse en hifas. En este estado, *C. albicans* desarrolla filamentos largos e invasivos que pueden adentrarse a través del tejido, desencadenando, ahora sí, una fuerte respuesta inmunitaria que ocasiona inflamación y lesiones.

Azúcar... en la boca, mejor no

La dieta influye enormemente en la microbiota oral. El consumo de azúcares como la sacarosa se ha asociado con la formación de biopelículas sobre los dientes y la aparición de caries. Esto ocurre porque la sacarosa es el nutriente favorito de bacterias como *Streptococcus mutans,* las cuales, tras metabolizarla, producen ácidos que desmineralizan el esmalte dental. Sin azúcares, la formación de biopelículas se complica, lo que impide el crecimiento de ciertas especies bacterianas que alteran el ecosistema oral.

Flúor y saliva: los mejores aliados de la microbiota contra la caries

El flúor es esencial en la prevención de caries. Por esta razón, muchas pastas dentales contienen flúor como ingrediente activo. Su función principal es favorecer la remineralización del esmalte dental y, además, inhibir el metabolismo de ciertas bacterias, reduciendo su capacidad de producir ácidos que desmineralizan los dientes y limitando la formación de biopelículas perjudiciales.

Por otro lado, la saliva también contribuye a la protección contra las caries. Por ejemplo, masticar chicles sin azúcar estimula la producción de saliva, facilitando el arrastre y eliminación de bacterias presentes en la placa dental. Este proceso reduce la permanencia de microorganismos en los dientes, y en la boca en general, favoreciendo su eliminación a través el tracto digestivo. Sin embargo, aunque el consumo de chicles puede ser beneficioso ocasionalmente, no debe convertirse en un hábito rutinario, ya que la masticación podría alterar otros factores fisiológicos como la secreción de jugos gástricos, afectando potencialmente el equilibrio del sistema digestivo.

*Microbiota oral y la presión arterial:
una relación insospechada*

¿Sabías qué la microbiota oral también puede regular la presión arterial? Esta conexión se ha descubierto gracias a los años de investigación del equipo liderado por el Dr. Alejandro Mira, de la Fundación FISABIO (Valencia). Sus estudios han demostrado que las dietas ricas en vegetales de hojas verdes, como espinacas y lechugas, aportan nitratos, que se absorben en el intestino y pasan al torrente sanguíneo. Cuando el nitrato llega a la boca a través de la circulación sanguínea, se aglutina en las glándulas salivares. En ese momento, el nitrato, concentrado en la saliva, es convertido en nitrito por las bacterias de la microbiota oral. Parte de este nitrito presente en la saliva regresa al tracto gastrointestinal a través de la deglución, donde se vuelve a absorber en el intestino. Ya en la sangre y los tejidos, el nitrito se transforma en óxido nítrico, una molécula que relaja y ensancha los vasos sanguíneos. Este proceso, conocido como vasodilatación, ¡puede ayudar a reducir la presión arterial!

Además, la presencia de nitratos en la cavidad oral es muy beneficiosa, porque hace que aumenten las bacterias que son capaces de convertir nitratos en nitritos y que decaigan las que dependen de otros compuestos, como los sulfatos, lo que reduce la producción de compuestos asociados con el mal aliento (o halitosis).

Y por si fueran pocas las razones de peso para consumir vegetales de hojas verdes, también se reducen otras bacterias implicadas en la caries y en la periodontitis.

Fumar y microbiota oral: una mala combinación

Si alguna vez has pensado que el tabaco solo afecta a los pulmones, piénsalo dos veces. Cada calada de un cigarro es como una bomba para todas las microbiotas, no solo la oral. Pero en esta en concreto, no solo altera la diversidad, eliminando las bacterias beneficiosas, sino que hace que aumenten los patógenos asociados a caries y periodontitis. Igualmente, fumar provoca que disminuya la capacidad de la saliva para arrastrar las bacterias, de forma que estas permanecen en la boca más tiempo.

Un estudio analizó la microbiota oral de fumadores y no fumadores. Además de presentar menos diversidad bacteriana, las bacterias consideradas patógenas, no solo sobrevivían al ambiente tóxico del tabaco, sino que también eran más agresivas y resistentes. Por si fuera poco, el equilibrio de la composición microbiana tardaba en restaurarse después de dejar de fumar. Esto resalta la importancia, primero de no fumar, pero si se hace, dejar el hábito cuanto antes y realizar intervenciones para restaurar la microbiota y salud oral.

¿Sabías que el tabaco puede cambiar tu sentido del gusto y del olfato? Algunas bacterias beneficiosas en la boca participan en la degradación de ciertos compuestos de los alimentos, lo que contribuye a la percepción de los sabores. Cuando el tabaco altera esta microbiota, algunos sabores se vuelven menos intensos o incluso desagradables. Además, fumar favorece la proliferación de bacterias productoras de compuestos sulfurados, que están directamente relacionados con el mal aliento crónico (halitosis).

VILLANOS EN NUESTRA BOCA: MICROBIOTA Y ENFERMEDADES ORALES

La boca no solo es el hogar de la microbiota oral, también lo es de algunos microorganismos que, cuando las condiciones cambian, pueden convertirse en nuestros peores enemigos. Las caries, la periodontitis y otras enfermedades bucales no aparecen por arte de magia, sino que también pueden ser el resultado de un desequilibrio en la microbiota.

Caries: cuando el ácido ataca

La caries es una de las enfermedades más comunes en el mundo. Se produce debido a un desequilibrio que favorece el crecimiento de bacterias productoras de ácidos como *Streptococcus mutans* y bacterias del grupo *Lactobacillus*. Estos organismos microbianos metabolizan los carbohidratos presentes en restos de los alimentos produciendo ácidos que provocan la desmineralización del esmalte dental, iniciando así el proceso de caries. Además, la formación de biopelículas y placa dental facilita la acumulación y permanencia de estos microorganismos, protegiéndolos de la saliva y de los productos de higiene oral (como el cepillado), lo que dificulta su eliminación y ayuda a la progresión de la lesión.

También es importante considerar que la caries no se produce por un único microorganismo. Es decir, la «culpa» no es de una sola especie, sino que esto ocurre porque varias de ellas interaccionan si se dan las condiciones ambientales específicas para que suceda. La falta de higiene y la posible presencia de otros patógenos como *C. albicans* y virus, como el virus de Epstein-Barr, se han relacionado con la progresión de caries y otras patologías orales.

En la prehistoria, la dieta del ser humano incluía carne, pescado y frutas, pero no alimentos ricos en carbohidratos. Como estudios arqueológicos han demostrado, las caries eran raras en la Antigüedad. Sin embargo, la dieta humana cambió con la llegada de los azúcares refinados. Cuando los europeos comenzaron a comerciar el azúcar, ¡las tasas de caries se dispararon! En la Inglaterra del siglo XVIII, el azúcar se convirtió en un lujo muy apreciado… y en un problema de salud.

Periodontitis: cuando la inflamación se vuelve destructiva

Mientras que la caries afecta a los dientes, la periodontitis es una enfermedad inflamatoria crónica que destruye los tejidos que los sostienen, como las encías, los ligamentos y el hueso alveolar. En condiciones de eubiosis, la microbiota oral mantiene un equilibrio que contribuye a la protección y al mantenimiento de las estructuras. Sin embargo, factores como la acumulación de placa dental, mala higiene oral, el tabaco o la predisposición genética pueden provocar disbiosis, favoreciendo el crecimiento de bacterias patógenas como *Porphyromonas gingivalis*, *Tannerella forsythia* y *Treponema denticola*. Estas bacterias, junto con otras especies, desencadenan respuestas inmunitarias, inflamatorias y liberan sustancias dañinas que destruyen el tejido que sostiene los dientes, debilitando las encías y el hueso que los rodea. Si no se trata, la inflamación puede extenderse a otras partes del cuerpo, aumentando el riesgo de problemas de salud como enfermedades del corazón, diabetes y otras condiciones inflamatorias.

Un vistazo a la historia: la «teoría de las infecciones orales focales»

En 1891, el dentista Willoughby D. Miller propuso una teoría revolucionaria: las infecciones en la boca podían afectar otras partes del cuerpo. Esta idea se bautizó con el nombre de «teoría de las infecciones orales focales». Posteriormente fue desarrollada por el médico Frank Billings, que relacionó las infecciones orales con enfermedades como la artritis reumatoide, nefritis (inflamación de los riñones) y endocarditis (infección del revestimiento del corazón). Esta idea planteaba lo que actualmente ya parece ser una realidad, que las bacterias presentes en infecciones bucales, como las caries o las enfermedades periodontales, podían pasar al torrente sanguíneo y llegar a otros órganos distantes, contribuyendo al desarrollo de patologías.

Enfermedades más allá de los dientes

Hoy día, numerosos estudios plantean la relación entre la disbiosis oral y su contribución al desarrollo de enfermedades, especialmente aquellas de origen inflamatorio.

Entre estas enfermedades se encuentra la enfermedad inflamatoria intestinal (relacionada con el posible paso de bacterias orales al tracto digestivo, que desencadena la inflamación crónica); el cáncer (algunos patógenos orales pueden contribuir a procesos inflamatorios prolongados que favorecen el desarrollo de tumores); las enfermedades cardiovasculares (la inflamación provocada puede promover la formación de placas de grasa o ateromas y aumentar el riesgo de ataques cardiacos o accidentes cerebrovasculares); la enfermedad de Alzheimer (se ha sugerido que bacterias como *Porphyromonas gingivalis* pueden promover inflamación y acumulación de placas amiloides); la diabetes (las enfermedades periodontales pueden dificultar el control de los niveles de glucosa en sangre debido a esa inflamación); la artritis reumatoide (la inflamación oral podría agravar las respuestas autoinmunes involucradas en

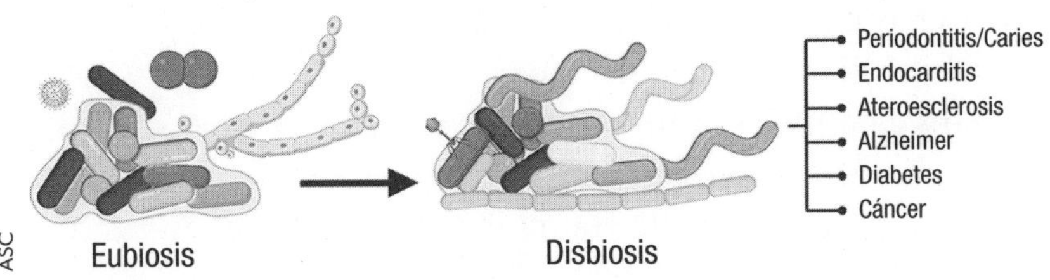

La microbiota oral y sus consecuencias sobre la salud general.

esta enfermedad), e incluso se ha observado que infecciones orales podrían aumentar el riesgo de parto prematuro, al inducir respuestas inflamatorias que afectan el desarrollo del embarazo.

Pero la cosa no acaba aquí. Como ya hemos mencionado, resulta que diariamente un litro y medio de saliva acaba en el tracto gastrointestinal. Esto significa que la microbiota oral puede afectar a la intestinal más de lo que se pensaba.

Algunas bacterias de la boca pueden llegar al intestino. Por ejemplo, *Porphyromonas gingivalis* puede provocar inflamación, disbiosis y daños en la barrera intestinal. Por otro lado, *Fusobacterium nucleatum*, que normalmente no está en el intestino, puede aparecer en personas con problemas intestinales, debilitando el sistema inmunitario y favoreciendo el avance de enfermedades como la colitis. Además, *Streptococcus salivarius* puede activar procesos inflamatorios en las células intestinales, mientras que *Streptococcus mutans* TW295 ha demostrado agravar la inflamación en estudios con ratones. Todo esto muestra que una mala higiene bucal podría estar relacionada con enfermedades inflamatorias intestinales.

Microbiota y besos: el intercambio más romántico

¿Y los besos? ¿Qué impacto tienen los besos sobre la microbiota? Cada beso implica compartir microorganismos, introduciendo nuevas especies o incrementando el número de los que ya hay en nuestra boca. Pero ¿de qué manera afecta a nuestra salud? ¿Cuánto y cómo compartimos la microbiota?

Para cuantificarlo, un estudio realizado por Kort y sus colaboradores en 2014 empleó una curiosa metodología. Consistía en que una serie de voluntarios debían consumir un yogur con bacterias específicas y besar a sus parejas pasado un tiempo preciso. Posteriormente, los investigadores analizaron cuántos microorganismos había en cada boca al inicio y cuántos habían sido transferidos. Los resultados fueron sorprendentes, ya que se concluyó que un beso pasional de entre dos y cinco minutos de duración puede transferir aproximadamente cien millones de bacterias. Una cifra nada, pero nada, despreciable.

Dado que los microorganismos suelen asociarse con enfermedades, esta transferencia masiva ha llevado a la comunidad científica a preguntarse: ¿por qué el ser humano ha mantenido esta práctica a lo largo de la historia? ¿Es realmente peligrosa o tiene algún beneficio evolutivo?

En el reino animal existe el contacto boca-boca con diferentes funciones, que van desde la alimentación, hasta la evaluación de la salud de las crías por parte de los padres, una mayor comunicación o un refuerzo de los lazos sociales, como se observa en primates que se besan o acicalan entre sí. ¿Y en el ser humano?

Los besos pasionales, con intercambio de saliva, parecen ser exclusivos de los humanos. Una de las hipótesis más llamativas fue publicada en 2010 en la revista *Medical Hypotheses*. Según esta propuesta, los besos podrían haber evolucionado como un mecanismo de protección inmunológica frente a ciertos virus, como el citomegalovirus (CMV).

El CMV es un virus que puede permanecer latente en los adultos sin causar síntomas. Las mujeres embarazadas que se infectan tampoco presentan síntomas graves, más bien parecidos a una gripe; pero si el virus llega hasta el feto, puede provocarle una infección con complicaciones inmediatas como microcefalia, retraso en el desarrollo, sordera progresiva, problemas motores o visuales.

Aquí es donde los besos entrarían en juego y podrían desempeñar un papel protector. Si una mujer besaba a una pareja portadora del virus antes del embarazo, su sistema inmunitario podría desarrollar anticuerpos contra el CMV. Esto ayudaría a proteger al futuro bebé, reduciendo el riesgo de infección grave durante la gestación.

Quizá esta sea una explicación extrapolable a otros microorganismos, y que un beso no solo proporcione inmunidad frente a virus o bacterias concretas, sino que amplíe la diversidad de anticuerpos entre la pareja por ese «intercambio» de microbiota. Pero cuidado, la boca también es una fuente importante de patógenos, capaz de transmitir enfermedades muy graves. De ahí la importancia de mantener una buena higiene bucal y, sobre todo, que los besos se den entre personas sin infecciones transmisibles por esta vía.

Besos, mascotas y más microbiota

El intercambio de microorganismos no solo se da entre humanos. Nuestras mascotas, con sus lametones y muestras de cariño de forma inconsciente, van ampliando nuestra microbiota. ¿Esto es bueno o malo? Pues es relativo, como todo. Estudios han demostrado que convivir con animales no solo enriquece la microbiota bacteriana, sino que también fortalece el sistema inmunitario al ampliar la diversidad de anticuerpos que se producen.

Eso sí, hay que tener precaución: puesto que mascotas como perros y gatos suelen rastrear, olfatear y lamer superficies de «dudosa calidad microbiológica», lo que puede introducir microorganismos no deseados en nuestra cara y en nuestros labios. Por eso es importante minimizar riesgos, manteniendo la salud bucal de nuestras mascotas, así como realizar las revisiones rutinarias en el veterinario, para evitar sorpresas.

Y recuerda, cada vez que sonríes, hablas o comes, millones de microorganismos están trabajando en tu boca. Cuídalos bien y ellos te devolverán el favor.

Microbiota de la piel: nuestro envoltorio microbiano

Nuestra piel es otra estructura maravillosa que sirve de soporte para los microorganismos. Es un ecosistema complejo que no solo nos protege, sino que también ayuda a «educar» nuestras defensas, procesando sustancias, contribuyendo a la reparación de tejidos y reforzando la función protectora de la piel.

La piel ocupa aproximadamente 1,8 metros cuadrados de superficie y, aunque pueda parecer un lugar totalmente expuesto al ambiente, seco, hostil, con poca humedad y pocos nutrientes, realmente es el hogar para una sorprendente cantidad de bacterias: ¡alrededor de 10 millones por cada centímetro cuadrado de nuestra piel!

Además, es un entorno ligeramente ácido, que crea un ambiente perfecto para mantener el equilibrio entre las bacterias beneficiosas (comensales) y las potencialmente dañinas.

En la piel viven más de 150 especies bacterianas diferentes. Algunas se quedan más tiempo sobre nuestra piel, pero otras, adquiridas temporalmente del ambiente, son transitorias.

¿Cómo se distribuye la microbiota en la piel? Cada uno... ¡a sus puestos!

La microbiota no se dispone al azar, sino que está distribuida de manera uniforme; puede estar dispuesta sobre la capa epidérmica (es la capa más externa, expuesta al ambiente) o la dérmica (más interna, donde las bacterias interactúan más estrechamente con el sistema inmunitario, que se encuentra debajo de la piel).

En la epidermis, los microorganismos se organizan según las características de cada zona, dividiéndose en tres principales:

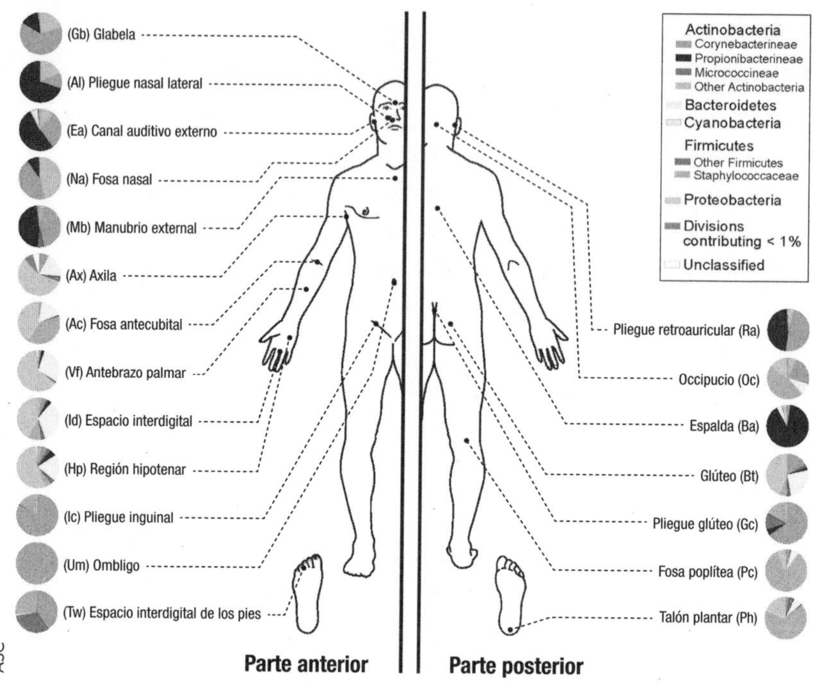

Representación de la diversidad microbiana en diferentes regiones de la piel del cuerpo humano. Los gráficos de sectores muestran la composición relativa de las principales divisiones bacterianas (*Actinobacteria*, *Bacteroidetes*, *Cyanobacteria*, *Firmicutes* y *Proteobacteria*) presentes.

1. Zonas grasas u oleosas que incluyen áreas como la frente, la espalda y el cuero cabelludo. En estas zonas predominan bacterias como *Propionibacterium acnes*, a la que le encantan las grasas producidas por las glándulas sebáceas. Ya hablaremos más adelante de esta bacteria, actualmente sospechosa (y mucho) de ser la causante del acné.

2. Zonas húmedas, típicas de zonas como los pliegues de las axilas, el área inguinal y los espacios entre los dedos. Aquí predominan bacterias como *Corynebacterium* y

Staphylococcus. Estos grupos están adaptados a las zonas húmedas (y también nos pueden traer de cabeza con ciertos problemillas).

3. Zonas secas, como las palmas de las manos, el antebrazo, los codos y rodillas, que presentan menos diversidad precisamente porque esa ausencia de humedad hace el ambiente más hostil.

La microbiota de la piel evoluciona con el tiempo. Nos acompaña a lo largo de todas las etapas y se ve influenciada por factores como la edad, la dieta, el alcohol, el tabaco y otros hábitos de vida.

El primer inóculo de microbiota se adquiere durante el nacimiento y eso va a condicionar cuáles son los siguientes microorganismos que se pueden quedar. Los bebés nacidos por parto vaginal adquieren en la piel una microbiota similar a la vaginal materna, rica en *Lactobacillus*. Mientras, los nacidos por cesárea, en cambio, tienen una microbiota más parecida a la piel materna.

Uno de los factores más importantes, como hemos mencionado, es la transmisión bidireccional de microorganismos entre la madre y el bebé que se da a través del contacto físico y la lactancia.

En los recién nacidos, la microbiota es más homogénea y muy parecida entre zonas. Entre los seis y nueve meses, se observan cambios significativos en la composición, debido al desarrollo del sistema inmunitario y al aumento de la actividad física. Cuando el niño empieza a explorar el entorno y quiere tocarlo todo, se incrementa la diversidad de microorganismos en su superficie. Esto es maravilloso para desarrollar el sistema inmunitario de la piel y reducir la probabilidad de sufrir dermatitis atópica, dermatitis del pañal y candidiasis. Este proceso de diversificación continúa durante la infancia y la adolescencia hasta la edad adulta, aunque, en estas dos últimas etapas, ya se empieza a alcanzar un estado más estable y especializado.

Cuando llega la adolescencia, hay un periodo de cambios hormonales que repercuten en la piel, sobre todo en la producción de grasa, y, por tanto, también en su composición microbiana. En este momento, proliferan bacterias que no estaban cuando la piel era más seca y que se van a nutrir de elementos presentes en el sebo y en el sudor. Una de las bacterias a la que le encanta el sebo de la piel es *Cutibacterium acnes*, de la cual hablaremos más adelante.

Con edades más avanzadas volvemos a presentar menor secreción de sebo, menor actividad del sistema inmunitario y menor cantidad de sudor, lo que conlleva que algunas bacterias empiecen a abandonar nuestra piel, reduciendo su diversidad. Cabe destacar que en mujeres mayores se observan muchos más cambios en la microbiota que en hombres, quizá debido a las rutinas del cuidado de la piel y al uso de productos cosméticos.

¿Hay alguien ahí?

Entre las especies que habitualmente nos acompañan en nuestro día a día encontramos bacterias protectoras como *Staphylococcus epidermidis*. Esta bacteria en concreto tiene función antibacteriana (sobre todo frente a *Staphylococcus aureus*), antiinflamatoria, cicatrizante y regeneradora de la piel; pero si se junta con «malas» compañías puede traer graves consecuencias, porque puede aumentar la virulencia de otros microorganismos.

Corynebacterium sp. es una bacteria que se encuentra en áreas húmedas, de ahí que la encontremos abundantemente en pliegues cutáneos. Estos seres microbianos desempeñan funciones protectoras y contribuyen a la degradación de componentes presentes en el sudor.

Las bacterias del género *Roseomonas* (se llaman así porque producen pigmentos rosas) son menos conocidas, pero están ganando interés debido a su posible propiedad terapéutica, ya que inhiben el crecimiento de *Staphylococcus aureus* mediante la producción de compuestos antimicrobianos. Estudios recientes sugieren que el trasplante de *R. mucosa* puede reducir la dermatitis atópica y restaurar el equilibrio microbiano.

Cutibacterium acnes, ya mencionado, también tiene una doble cara: puede ser nuestro amigo y nuestro enemigo. Esta bacteria es muy común encontrarla en la piel adulta en zonas donde hay muchas glándulas sebáceas. Por un lado, la podemos encontrar en la piel sana, degradando componentes del sebo, aumentando ligeramente la acidez de la piel y produciendo algunas sustancias antibacterianas que generan un ambiente hostil para posibles patógenos. Parece incluso que es capaz de tener un efecto antioxidante; es decir, que protege la piel del daño de la radiación ultravioleta (UV). Pero, por otro lado, también tiene un aspecto negativo, contribuyendo al desarrollo del acné en ciertas circunstancias.

El lado oscuro de Cutibacterium acnes

Esta bacteria es una de las principales sospechosas del desarrollo del acné. Esto ocurre porque este microorganismo se localiza en la unidad pilosebácea, donde encuentra protección. Durante la adolescencia, comienza a producir sustancias que aumentan la inflamación, lo que desencadena respuestas inmunitarias exacerbadas. También empieza a sintetizar sustancias que fomentan su asentamiento, por lo que se queda allí más tiempo, a la par que favorece la adhesión de otros patógenos que antes inhibía, como *S. aureus*.

A medida que la inflamación avanza, el sistema inmunitario envía refuerzos para eliminar la infección, pero la «guerra» libera moléculas que dañan los tejidos de alrededor, lo que incrementa más la hinchazón. Este daño junto a la producción de sebo, entre otras cosas, favorece la obstrucción del poro y forma las lesiones que todos conocemos.

Sin embargo, se ha observado que hay personas que presentan *C. acnes* y no tienen acné. Esto es debido a que no todos los individuos de esta especie (cepas concretas) están implicados en el acné, y se sospecha que pueden existir algunas cepas beneficiosas y otras más virulentas.

El olor del sudor: un chivato de la microbiota

Hablando de sudor, ¿qué es lo primero que nos viene a la cabeza? Que es desagradable y huele mal. Pero eso no es del todo cierto, porque el sudor por sí solo no huele. ¿De quién es la culpa entonces? Exactamente, ¡de las bacterias de la microbiota!

El sudor es producido por las glándulas sudoríparas. El que se produce en la mayor parte del cuerpo contiene principalmente agua y sales, por lo que no genera un olor destacable. Sin embargo, en otras zonas (como las axilas, ingles y cuero cabelludo) puede contener también ácidos grasos y proteínas. Y ya sabemos que a ciertas bacterias les encantan las grasas y las proteínas, así que, en esas zonas, «se ponen las botas» y a cambio producen unas sustancias volátiles o inestables… ¡que huelen!

La composición del sudor también puede modificarse, sobre todo por la dieta, proporcionando nuevos componentes que pueden utilizar otras bacterias. Por ejemplo, alimentos como el ajo o la cebolla, así como ciertas especias, pueden cambiar la composición del sudor e intensificar ciertos olores.

El estrés también influye, porque se produce más cantidad de sudor, lo que provoca que crezcan más bacterias y se produzcan más compuestos olorosos.

Los cambios hormonales que se dan en la adolescencia, en la menopausia y en el embarazo pueden alterar también la producción de sudor y su composición, afectando al olor corporal.

Aunque sudar es normal y tiene una función reguladora muy importante en el organismo, a veces la alteración de la microbiota da lugar a que este proceso natural sea un problema desagradable.

Hoy por hoy existen distintas estrategias que intentan controlar el olor corporal. Se basan en el uso de desodorantes para enmascarar el olor y de antitranspirantes para reducir la humedad, pero ¿y si la clave estuviera en cuidar a nuestras bacterias de la piel?

¿Queso con olor a pies o los pies huelen a queso?

Bacterias como *Corynebacterium* y *Staphylococcus epidermidis* son famosas por producir los compuestos responsables del olor corporal, especialmente en axilas y pies. En los pies, *Brevibacterium* es la estrella del mal olor. Esta bacteria descompone el sudor generando compuestos volátiles de azufre que dan el característico olor a queso fuerte.

¡De hecho, el queso Limburger se fermenta con estas mismas bacterias! Se cree que los monjes de Limburgo fueron los que crearon la receta, aplastando los cuajos de la leche inicialmente con los pies desnudos, lo que podría haber influido en que este queso tenga este olor tan característico.

La microbiota bacteriana está muy bien acompañada

Como hemos mencionado, en la piel no solo hay bacterias. También encontramos hongos, virus y bacteriófagos. Un ejemplo es el hongo *Malassezia* sp., que suele estar presente en las zonas grasas y forma parte de la microbiota normal. Sin embargo, un desequilibrio en su población puede asociarse con problemas como la dermatitis seborreica, la caspa y la pitiriasis versicolor (unas manchas claras u oscuras que aparecen en la piel).

La piel también alberga virus y bacteriófagos que, aunque suelen pasar desapercibidos, cumplen funciones clave, como regular las poblaciones bacterianas, pues infectan y destruyen bacterias específicas, ayudan a mantener la diversidad, evitan el sobrecrecimiento de patógenos e incluso pueden llegar a activar respuestas inmunitarias protectoras.

Estos son algunos de los microorganismos más comunes, pero, como hemos dicho, no siempre están en todas las pieles, todas las localizaciones, ni en todo momento. A eso le tenemos que añadir que la composición microbiana de la piel se ve también influida por los hábitos de higiene. El uso excesivo de jabones y esponjas, antibióticos tópicos o cosméticos puede alterar el equilibrio natural de la microbiota, favoreciendo la proliferación de patógenos. Y cómo no, las condiciones ambientales también cuentan, ya que la exposición a la humedad, temperaturas extremas o la contaminación también puede modificar la composición microbiana de la piel cada hora, o incluso ¡en minutos!

Nuestra microbiota en los cosméticos

¿Qué ocurre cuando a la piel le añadimos «microbiota»? La piel está en contacto directo y constante con el entorno, esto incluye al aire, objetos y, cómo no, productos cosméticos.

Los productos cosméticos, como cremas, brillos de labios y maquillajes, son ampliamente utilizados hoy en día, incluso desde edades tempranas. Sin embargo, estos productos, especialmente aquellos a base de agua, también pueden ser propensos a la contaminación por microorganismos, lo que representa un riesgo para la salud de las personas que lo utilizan.

De acuerdo con la legislación europea (Reglamento n.º 1223/2009/CE), los cosméticos deben cumplir estrictos estándares de calidad, estabilidad y seguridad. Hay que tener en cuenta que estos productos no son completamente asépticos, pero deben garantizar la ausencia de bacterias potencialmente patógenas como *Pseudomonas aeruginosa*, *Staphylococcus aureus* y *Candida albicans*, especialmente en productos aplicados cerca de los ojos. Asimismo, no deben contener bacterias de origen intestinal como *Escherichia coli*. Para prevenir la proliferación microbiana de estos y otros microorganismos, los cosméticos incluyen conservantes que protegen su estabilidad hasta la fecha de caducidad. Sin embargo, después de este periodo, la eficacia del producto y su seguridad microbiológica no pueden garantizarse.

Hay estudios científicos basados en el análisis microbiológico de productos cosméticos cedidos por consumidores de estos productos, que incluyeron brillos de labios, delineadores, máscaras de ojos, esponjas y brochas. Los resultados revelaron niveles alarmantes de contaminación, con cantidades muy elevadas de microorganismos, algunos de ellos, incluso, que no deberían estar, como *Staphylococcus aureus*, *Escherichia coli*, *Citrobacter freundii* y hongos como levaduras y mohos.

Realmente preocupante fue cuantificar un número muy elevado de bacterias en esponjas de maquillaje, seguramente debido a que el 93 % de los usuarios/as nunca las había lavado. Además, el 64 % de los participantes en la investigación admitió haberlas usado después de haberse caído al suelo, incluso en zonas sucias.

Las esponjas, al estar en contacto directo con la piel y las manos, incorporan microorganismos presentes en la piel, y deben limpiarse regularmente con agua caliente y jabón, secarse muy bien y estar protegidas al ambiente donde pueda haber presencia de bacterias, como suelen ser los cuartos de baño.

Otro estudio llamativo reveló que el 98 % de los consumidores utilizaban productos caducados, sobre todo cuando se trataba de máscaras de pestañas. Estos productos presentaban bacterias como *S. aureus* (79 %) y *P. aeruginosa* (13 %), que conllevan un aumento del riesgo de sufrir infecciones oculares como conjuntivitis e, incluso, la pérdida de visión en casos graves.

También hay que tener en cuenta que la contaminación microbiana es más elevada en los productos probadores de tiendas o salones de belleza debido al uso compartido de esos productos. Estos entornos facilitan la transmisión de bacterias y hongos, representando un peligro sobre todo para personas inmunodeprimidas o con heridas abiertas, ya que estas condiciones favorecen infecciones oportunistas.

Nunca hay que bajar la guardia y debemos procurar mantener todo aquello que contacte con nuestra piel en las mejores condiciones posibles y respetar las recomendaciones de los fabricantes, que sobre sus estudios establecen el periodo en el que ese producto es seguro para nuestra piel.

Microbiota y tatuajes: más que tinta en la piel

Cuando decides hacerte un tatuaje, probablemente pienses en el diseño, el significado, el dolor, o en lo que te va a costar… pero ¿alguna vez has pensado en las bacterias de tu piel? Ay, ¡nadie piensa en ellas!

Aunque no lo parezca, tatuarse puede cambiar el ecosistema microbiano que nos protege. La relación entre tatuajes y microbiota no es un tema muy explorado, aunque en los últimos años han comenzado a estudiarse sus efectos.

Los tatuajes se realizan desde la Antigüedad y, en la mayoría de los casos, si se elaboran con tintas seguras y bajo condiciones de higiene adecuadas, no suelen causar problemas. Pero, como hemos dicho, tampoco lo sabemos todo.

Aunque parezca que los tatuajes tienen únicamente un componente cultural, artístico o estético, no todos los tatuajes son elegidos voluntariamente, ni se realizan por profesionales. Existen los llamados tatuajes traumáticos, que ocurren cuando suciedad o partículas quedan atrapadas bajo la piel tras un accidente, como en una caída en moto (lo que algunos llaman «erupción en la carretera»). También están los tatuajes de grafito, que surgen cuando una punta de lápiz se clava en la piel y deja una mancha permanente. Hay tatuajes hechos por manos no expertas, en los que se usa tinta china, carbón o ceniza, generalmente con métodos improvisados como jeringuillas o alfileres. En contraste, los tatuajes culturales ancestrales se realizan con técnicas tradicionales.

En la actualidad, los más comunes son los tatuajes profesionales, hechos con máquinas especializadas (pistolas) que insertan la tinta en la piel; los tatuajes médicos, utilizados en tratamientos como la radioterapia, o los tatuajes cosméticos, empleados para maquillaje permanente o para camuflar cicatrices, como en pacientes que han sufrido una cirugía mamaria o aquellos con vitiligo.

Pero ¿cómo afecta un tatuaje a la microbiota de la piel? No todos los tatuajes alteran la piel de la misma manera. Los tatuajes profesionales y médicos realizados en condiciones seguras disminuyen el riesgo de infecciones. Independientemente del tipo de tatuaje, el proceso implica una ruptura de la barrera protectora de la piel, dejando una puerta abierta a microorganismos, incluidas bacterias dañinas como *Staphylococcus aureus*. Además, los pigmentos utilizados pueden alterar el pH de la piel. Los procesos de cicatrización modifican temporalmente la diversidad microbiana; de hecho, algunos estudios sugieren que la microbiota de las zonas tatuadas puede no recuperar exactamente su composición original.

Aunque el impacto de estos cambios microbianos a largo plazo sigue siendo un misterio, todo indica que los tatuajes no solo dejan marca en nuestra piel, sino también en los millones de seres microbianos que viven en ella. ¿Podrían los tatuajes afectar la microbiota a largo plazo y relacionarse con la aparición de otras patologías en la piel? ¿Cómo influyen en la respuesta inmunitaria? ¿Puede estar detrás de algún trastorno de tipo inflamatorio? Seguiremos informando…

MICROBIOTA VAGINAL: UN ENTORNO SELECTIVO

El aparato reproductor femenino está compuesto por estructuras anatómicas muy diferentes, que albergan una diversidad única de microorganismos.

Estructuralmente se puede diferenciar entre una parte superior, que abarca el útero, las trompas de Falopio y los ovarios, y una parte inferior que incluiría la vagina y el cérvix. A medida que avanzamos hacia el interior, el número de microorganismos va descendiendo progresivamente.

Como cualquier microbiota, su equilibrio está influenciado por múltiples factores, como los biológicos (anatómicos, hormonas, higiene, embarazos, etc.), conductuales (actividad sexual, anticoncepción, etc.) o factores externos (higiene, alcohol, dieta, tabaco, estrés, etc.). Es decir, como a casi todas las microbiotas, no hay nada que no la afecte.

Es más, ¡es que le afecta hasta la propia microbiota intestinal! Sí, es el caso del estroboloma, un conjunto de microorganismos intestinales que modifican los niveles de estrógenos en el cuerpo.

¿El estrobo... qué?

Después del ciclo menstrual, parte de los estrógenos se eliminan a través del intestino. Sin embargo, algunas bacterias del estroboloma modifican químicamente estos estrógenos, de forma que se vuelven a absorber y pasan de nuevo a la circulación sanguínea.

Las consecuencias de esa vuelta de los estrógenos a la circulación cuando deberían eliminarse aún no se conocen, pero podrían influir en las patologías mediadas por estrógenos. Podría tener relación con enfermedades hormonodependientes y con el posible desarrollo de ciertos tipos de cáncer, como el de mama, endometrio y ovario, debido a la estimulación excesiva de las células sensibles a estrógenos. Los niveles elevados de estrógenos también pueden empeorar la endometriosis, el síndrome premenstrual, incluso procesos metabólicos relacionados con los lípidos y el azúcar.

El impacto del estroboloma en la salud femenina es un área todavía en estudio, así como aún no se comprende en su totalidad cuál es su función exacta.

La peculiaridad de la microbiota vaginal: a menos diversidad, más salud

La microbiota vaginal ha sido ampliamente estudiada. A diferencia de lo que ocurre en la intestinal, esta tiene el comportamiento opuesto. Esta microbiota está dominada por unos pocos grupos bacterianos, y cuando incrementa esa diversidad es cuando empezamos a tener problemas.

Lactobacillus sp. es el principal grupo bacteriano dominante y es el responsable de crear ese ambiente ácido en la vagina que, como curiosidad, no es lo normal. Aunque la acidez vaginal no es exclusiva de las mujeres, sí tiene características particulares que la distinguen de otros mamíferos, como perras, gatas y vacas, cuyo ambiente en la vagina es menos o nada acido.

Aunque el ambiente vaginal ácido es una característica común entre las mujeres en edad reproductiva, se han identificado diferencias entre grupos étnicos. En mujeres de ascendencia europea, *Lactobacillus crispatus* y *Lactobacillus jensenii* suelen ser dominantes y hacen que el ambiente sea incluso más ácido. En mujeres de ascendencia africana o afroamericana hay menor presencia de *Lactobacillus,* mayor diversidad microbiana y un ambiente vaginal menos ácido.

¿Por qué es esto así? Aún no lo sabemos. Quizá factores como la dieta, el entorno, los niveles hormonales o el acceso a la atención sanitaria también puedan influir en estas diferencias. Incluso, podría existir un componente evolutivo y esa mayor acidez en humanos estar relacionada con la protección contra infecciones durante el embarazo y el parto, ya que los humanos tienen un sistema reproductivo particularmente vulnerable debido a sus ciclos menstruales y periodos prolongados de gestación. Otras especies, que no dependen tanto de estas condiciones, pueden no necesitar un ambiente tan ácido.

La microbiota vaginal es la más numerosa de todas las microbiotas presentes en el tracto reproductor femenino y presenta características únicas que la distinguen. Se encuentra inmersa en una capa densa de mucus, que actúa de «adhesivo» y de barrera protectora.

Pese a que el grupo dominante es el género *Lactobacillus*, no todos los componentes de este grupo están presentes. Hay algunos *Lactobacillus* que están de forma permanente como *L. crispatus, L gasseri, L inners, L. jensenii o L. vaginalis,* mientras que *L. acidophilus* no es capaz de colonizar o permanecer.

Cuando se presenta una disbiosis empiezan a irse algunos de nuestros amigos *Lactobacillus*, dejando espacio disponible a otros como *Streptococcus, Staphylococcus* o a algunas enterobacterias. Las consecuencias de este cambio son negativas y se han asociado con patologías como las enfermedades de transmisión sexual, partos prematuros, abortos espontáneos, endometriosis, cáncer e incluso la enfermedad inflamatoria pélvica o la más habitual, la vaginosis bacteriana.

Disbiosis y vaginosis bacteriana

Como hemos visto, la microbiota vaginal es un ecosistema delicado, y cuando se altera, los problemas no tardan en aparecer. Una de las afecciones más comunes es la vaginosis bacteriana, que afecta a millones de mujeres en el mundo. Aunque los antibióticos pueden tratarla, también eliminan las bacterias buenas, dejando la puerta abierta a otras infecciones. Es por ello que se están planteando otras alternativas para el futuro, como el trasplante de microbiota vaginal. Pero ¿realmente sería la solución?

En 2019 se realizó el primer trasplante de microbiota vaginal exitoso en mujeres con infecciones crónicas. Los investigadores tomaron microbiota de donantes sanas y la transfirieron a pacientes con vaginosis bacteriana, logrando restaurar el equilibrio microbiano y mejorar los síntomas. Aunque aún se está investigando, este método tiene el potencial de revolucionar la forma en que tratamos las infecciones vaginales, al igual que el trasplante de microbiota fecal (de la cual hablaremos más adelante) ha sido y es clave para combatir algunas infecciones intestinales graves.

Sin embargo, como hemos dicho, esto no debe realizarse bajo ningún concepto, puesto que puede suponer un gran riesgo para la salud. Sin unas instrucciones claras basadas en un análisis exhaustivo de la microbiota original, en protocolos estrictos de conservación de las muestras tomadas y controlando la manipulación para evitar contaminaciones, lo único que conseguiremos es alterar la composición microbiana y correr el riesgo de introducir en la vagina microorganismos indeseables. Cuando la ciencia y la medicina estén en condiciones de llevarlo a cabo, se hará. Así que, por ahora, paciencia.

Al igual que el resto de las microbiotas, la vaginal también evoluciona y acompaña a la mujer durante toda su vida. Nada más nacer, la niña adquiere bacterias del género *Lactobacillus* durante el parto vaginal. Esa microbiota, sin embargo, es

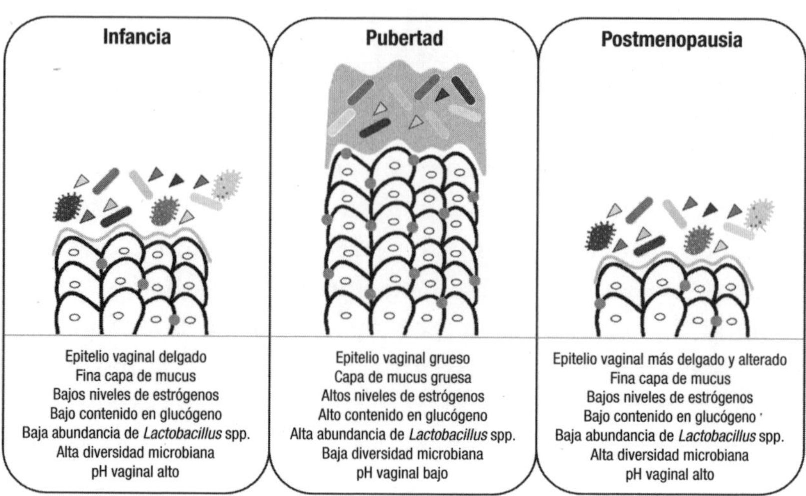

Cambios en la microbiota vaginal a lo largo de la vida de la mujer. La imagen muestra las diferencias estructurales y microbianas del epitelio vaginal durante tres etapas: infancia, pubertad y postmenopausia. En la infancia y postmenopausia, los niveles de estrógenos son bajos, el epitelio es más delgado, el contenido de glucógeno es reducido, y la diversidad microbiana es alta, con baja abundancia de *Lactobacillus* spp. En la pubertad, el aumento de estrógenos favorece un epitelio más grueso, mayor producción de glucógeno y mucus, y predominio de *Lactobacillus* spp., lo que se asocia a un pH vaginal bajo y baja diversidad microbiana, condiciones óptimas para la salud vaginal. (Fuente: Abou Chacra L, Fenollar F and Diop K (2022) «Bacterial Vaginosis: What Do We Currently Know?». *Front. Cell. Infect. Microbiol.* 11:672429. doi: 10.3389/fcimb.2021.672429)

escasa hasta la llegada de la pubertad, cuando empieza a incrementar en número. Esta cantidad abundante de bacterias se mantiene constante hasta la menopausia, cuando descienden en número, creando un ambiente menos ácido y una microbiota más diversa.

El glucógeno: el «alimento» de la microbiota vaginal

¿Y qué nutrientes llegan a la vagina para mantener a esa microbiota? Las bacterias se alimentan de una molécula que se llama glucógeno. Durante el ciclo menstrual el estrógeno estimula la

Isoformas ácido láctico.

producción de glucógeno por parte de las células del epitelio vaginal. Cuando este se libera, lo utilizan las bacterias del género *Lactobacillus* que, en vez de producir AGCC como en el intestino, generan ácido láctico. Como su propio nombre indica, estas moléculas son ácidas y responsables de dotar a la vagina de ese ambiente. Y para complicarlo todo más, esta molécula puede tener dos estructuras diferentes, que se conocen como la isoforma D y isoforma L.

¿Por qué es esto relevante? Se ha observado que un aumento en la isoforma L puede alterar la barrera vaginal y la producción de secreciones, predisponiendo a ciertas patologías y molestias. En cambio, cuando se presentan las dos isoformas, la microbiota es más protectora. Es decir, que podemos tener *Lactobacillus,* pero quizá no los mejores.

Más diversidad, más disbiosis y más problemas

La disbiosis da lugar a vaginosis bacteriana, una condición que afecta al 30-60 % de las mujeres en edad reproductiva. Se caracteriza por un desequilibrio en la microbiota vaginal que permite el crecimiento excesivo de otras especies menos deseables. Este cambio en la composición microbiana genera un entorno que afecta mucho a la salud. El diagnóstico de la vaginosis bacteriana se basa comúnmente en criterios clínicos como los de Amsel o la puntuación de Nugent, que evalúan la proporción de diferentes bacterias presentes en la microbiota vaginal.

La puntuación de Nugent es un método más objetivo, basado en un examen microscópico del flujo vaginal. Evalúa la composición bacteriana mediante un sistema de puntuación de 0 a 10, según la cantidad y tipo de microorganismos presentes. Por ejemplo, cuantos más *Lactobacillus* se encuentren, menor puntuación. Sin embargo, si empiezan a aparecer otras bacterias como *Gardnerella vaginalis, Bacteroides*, etc., va subiendo esa puntuación y hay más probabilidades de que el diagnóstico sea vaginosis.

En los últimos años se ha sugerido incluir, igualmente, la detección de algún marcador de inflamación para obtener diagnósticos más precisos, ya que el sistema inmunitario también responde a ese desequilibrio en la microbiota vaginal.

Además, la vaginosis bacteriana no solo afecta a la microbiota, sino que también puede influir en la producción de sustancias que alteran el moco vaginal y disminuyen su capacidad protectora frente a infecciones. Esto puede generar complicaciones adicionales, como una mayor susceptibilidad a infecciones de transmisión sexual (ITS) y a problemas reproductivos.

Microbiota vaginal y fertilidad: un vínculo inesperado

Cuando pensamos en fertilidad, lo primero que nos viene a la cabeza es que depende de las hormonas, del número de óvulos, de la movilidad de espermatozoides, pero… ¿no de la microbiota? Pues ella también está en el punto de mira en los mecanismos relacionados con la fertilidad, ¡y la anticoncepción!

¿Cómo es posible? se ha visto que ciertas bacterias del género *Lactobacillus* pueden afectar a la movilidad de los espermatozoides porque crean un ambiente que pone las cosas difíciles a los patógenos, pero a veces también a los espermatozoides que intentan avanzar.

¿Podría entonces la microbiota mediar tanto en los problemas de fertilidad como pasar a ser un método anticonceptivo? Algunos estudios han empezado a explorar la posibilidad de utilizar *Lactobacillus* como una alternativa natural a los espermicidas químicos, que a veces pueden causar irritaciones. La idea sería potenciar a estas bacterias para que ayuden a controlar la fertilidad de manera no invasiva y sin efectos secundarios dañinos.

Al mismo tiempo que se pueden diseñar estrategias que faciliten el movimiento de los espermatozoides, también se están explorando métodos para modular la microbiota vaginal, de forma que el ambiente sea menos ácido los días fértiles y se reduzca la inflamación del endometrio para mejorar la implantación del embrión.

¿Podría el futuro de los anticonceptivos y mecanismos fertilizantes estar en nuestra propia microbiota? Aunque todavía es un área en estudio, nuestro cuerpo está lleno de sorpresas y nuevos mecanismos de regulación sorprendentes.

MICROBIOTA SEMINOVAGINAL COMPLEMENTARIA: UN INTERCAMBIO INVISIBLE

Ante la pregunta: ¿compartimos microorganismos en el sexo?, la respuesta es sí, evidentemente. La ciencia ha definido el concepto «microbiota seminovaginal complementaria» como el conjunto de microorganismos que se transfieren entre el semen y la vagina durante el sexo. Este intercambio no es casual y puede influir en la salud reproductiva, la fertilidad e incluso el sistema inmunitario de la mujer.

Y ¿cómo funciona este proceso? El semen tiene su propia microbiota, que varía según el estado de salud del hombre, su dieta y hábitos de vida. Contiene una mezcla de bacterias que pueden actuar de forma neutral, beneficiosa o perjudicial al interactuar con la microbiota vaginal. En condiciones de equilibrio, el intercambio microbiano puede ser complementario, ayudando a reforzar la función protectora de la microbiota vaginal. Por otro lado, si ese intercambio rompe el equilibrio puede favorecer la aparición de vaginosis bacteriana u otras infecciones, además de influir en la fertilidad femenina.

El semen puede temporalmente alterar la microbiota vaginal y su acidez. Esto se debe a que es menos ácido. A corto plazo, puede provocar un cambio en la composición de la microbiota vaginal, favoreciendo la proliferación de ciertas bacterias que normalmente no se desarrollan en ese entorno ácido. Algunas especies de *Lactobacillus* pueden verse afectadas, lo que podría aumentar el riesgo de disbiosis vaginal, si hay otros factores en juego (como estrés o higiene inadecuada). Sin embargo, en condiciones saludables, la microbiota vaginal tiende a autorregularse y recuperar su equilibrio en cuestión de horas o días.

Sin embargo, este intercambio microbiano podría tener efectos más allá del tracto reproductivo, impactando en el sistema inmunitario local e incluso general de la mujer. Por ejemplo, algunos científicos creen que esta microbiota ayuda a la tolerancia del embrión. Por tanto, ¿estaríamos ante otra estrategia para influir en la fertilidad?

Si logramos entender mejor estos mecanismos, podríamos desarrollar nuevos tratamientos para la infertilidad, mejorar la prevención de infecciones de transmisión sexual y el manejo de condiciones relacionadas con la microbiota, como la vaginosis bacteriana.

MICROBIOTA DEL TRACTO REPRODUCTOR SUPERIOR: UN ECOSISTEMA INESPERADO

Durante mucho tiempo se pensó que el útero, las trompas de Falopio y los ovarios eran entornos libres de microorganismos.

Pero la ciencia avanza, y hoy sabemos que esto no es del todo cierto. Aunque la cantidad de microorganismos, como el grupo *Lactobacillus*, disminuye a medida que nos adentramos en el tracto reproductor femenino, hay vida microbiana en lugares que antes se creía imposible.

Y ¿cómo es posible que haya bacterias en el útero, las trompas de Falopio e incluso en los ovarios? ¿De dónde vienen? ¿Cómo se adquieren?

El origen de estos microorganismos no está del todo claro. Hasta ahora, se han identificado cuatro posibles vías de colonización:

1. Vía hematógena: algunas bacterias pueden viajar por el torrente sanguíneo y asentarse en el útero.

2. Por progresión desde la vagina hacia el útero, incluidos los que pueden llegar a través del semen, o trasportados por este.

3. Desde la microbiota intestinal, por procesos de traslocación bacteriana (cuando ciertos microorganismos atraviesan la barrera intestinal).

4. A través de la introducción de bacterias por la realización de intervenciones médicas como biopsias, cirugías o exploraciones ginecológicas.

Microbiota del útero y de las trompas de Falopio

En el caso del útero, la microbiota no es muy abundante en comparación con otras zonas del aparato reproductor, como la vagina. Su presencia sugiere una interacción importante con la salud uterina, pudiendo influir en procesos como la implantación del embrión y la prevención de infecciones.

La microbiota del útero no es estática y cambia a lo largo del ciclo menstrual. Incluso hay fases en las que incrementa el número de bacterias, lo que podría explicar por qué ocurren más infecciones en este periodo. Sin embargo, después de la ovulación la microbiota parece estabilizarse y esto favorece la implantación embrionaria.

En mujeres con ciclos irregulares, la microbiota uterina también puede presentar más variaciones, lo que podría tener implicaciones en su fertilidad.

En las trompas de Falopio, la microbiota muestra una mayor variabilidad. Sin embargo, su composición sigue siendo un tema de debate, ya que las muestras suelen obtenerse mediante procedimientos quirúrgicos, lo que podría introducir contaminación y provocar resultados erróneos en los análisis. La mayoría de los microorganismos identificados pertenecen al grupo *Lactobacillus*, aunque en menor proporción que en otras partes del sistema reproductivo femenino.

Folículos ováricos y microbiota

Sorprendentemente, los folículos ováricos tampoco están libres de microorganismos. En ellos está el llamado líquido folicular, que cumple funciones esenciales en la reproducción. Este líquido está implicado en procesos como la producción de hormonas, el crecimiento de los folículos, la ovulación, la maduración de los ovocitos y el transporte de microorganismos que pueden influir en la salud reproductiva.

Un aspecto interesante de los folículos ováricos es la vascularización asimétrica, lo que conlleva una distribución desigual del flujo sanguíneo dentro del ovario. Esto permite que diferentes entes microbianos y de diversos orígenes estén presentes, generando una distribución desigual de la microbiota en esta región.

Estas comunidades microbianas podrían tener un cometido protector durante la maduración del ovocito y contribuir a preparar el entorno para que se implante el embrión, favoreciendo su desarrollo desde las etapas más tempranas. Sin embargo, un desequilibrio en esta microbiota puede tener consecuencias negativas, como alteraciones en la fertilidad o un aumento del riesgo de sufrir infecciones.

Microbiota y fertilidad

Cada mujer parece tener una huella bacteriana única en su endometrio, pero se ha identificado que las mujeres con problemas de fertilidad suelen tener un perfil microbiano diferente al de aquellas sin complicaciones reproductivas. Por eso, algunas investigaciones sugieren que en el futuro podríamos usar pruebas de microbiota del aparato reproductivo para diagnosticar y tratar problemas de infertilidad.

En los tratamientos de reproducción asistida, como la fertilización *in vitro* (FIV), se ha descubierto que el perfil de la microbiota endometrial puede predecir el éxito o el fracaso de la implantación del embrión y que mujeres con una dominancia de *Lactobacillus* en su útero tienen una tasa de éxito mucho mayor en los tratamientos de fertilidad.

Hay estudios que muestran que mujeres con una mayor diversidad microbiana e incremento de bacterias patógenas en el endometrio tienen más riesgo de abortos espontáneos. Esto se debe a que un ambiente con bacterias perjudiciales genera una inflamación crónica que podría dificultar la implantación del embrión.

Esto abre la posibilidad de usar, en un futuro, estrategias (como el uso de probióticos específicos) para enriquecer la microbiota en bacterias beneficiosas e incrementar el éxito en los tratamientos de fertilidad.

Por tanto, todas las microbiotas son importantes, independientemente del número de microorganismos que contengan. Todas ellas influyen en mayor o menor medida en el hospedador. Además, estas comunidades microbianas están conectadas y comunicadas durante la concepción, el desarrollo fetal y el mantenimiento de la salud materna.

MICROBIOTA Y GESTACIÓN: PROTEGIENDO LO MÁS PRECIADO

La microbiota es relevante en la salud reproductiva de la mujer y también durante el proceso de gestación. Sin embargo, en este estado la relevancia toma otro nivel, porque la microbiota va a influir tanto en el estado de la madre como del bebé.

La microbiota materna, especialmente la intestinal, no solo influye en el estado saludable de la madre, sino que también establece las bases para el desarrollo inmunitario y metabólico del feto.

¿Cómo afecta la microbiota materna al embarazo?

Las funciones de la microbiota intestinal de la madre durante el embarazo no son baladíes. Recordemos que la microbiota intestinal está implicada en el mantenimiento de la barrera intestinal, evitando que toxinas o bacterias patógenas lleguen al torrente sanguíneo. También se encarga de la síntesis de vitaminas y minerales, ahora esenciales para el crecimiento fetal.

Durante el embarazo, la microbiota intestinal de la madre sufre algunas adaptaciones específicas para satisfacer las demandas metabólicas de este periodo y que permitan el desarrollo del feto sin problemas. Por ejemplo, uno de los cambios más llamativos es el incremento de *Akkermansia* y *Bifidobacterium* durante el primer y tercer trimestre de gestación, con la finalidad de ampliar la obtención de energía del alimento. También aumenta el número de bacterias implicadas en la protección y en la interacción con el sistema inmunitario.

Sin embargo, ciertos cambios hormonales pueden alterar la microbiota y la permeabilidad intestinal. El paso de sustancias inflamatorias o toxinas bacterianas puede causar un estado inflamatorio asociado con la diabetes gestacional o preeclampsia.

Microbiota caprichosa

Como dato curioso, las hormonas parecen no ser las únicas responsables de los famosos antojos: la microbiota también podría estar detrás de ellos. Posiblemente, algunos microorganismos pueden influir en las preferencias alimentarias durante el embarazo, generando compuestos que envían señales al cerebro, provocando el deseo de alimentos específicos. Por tanto, cuando una embarazada tiene antojos de alimentos fermentados como pepinillos o yogur, ¿podría ser una señal de que su microbiota necesita un refuerzo de bacterias probióticas? Pues ya sabemos, durante la gestación, ¡hay que cuidar a la microbiota más que nunca!

Microbiota vaginal durante el embarazo: todos unidos para ayudar

En este punto, no podemos olvidarnos de la microbiota vaginal. Esta se puede convertir en el primer inóculo microbiano que va a entrar en contacto con el bebé, si nace por esta vía.

Durante el embarazo, esta microbiota también sufre una serie de modificaciones. La más llamativa es el incremento del grupo *Lactobacillus,* sobre todo durante el primer trimestre, creando un ambiente más ácido todavía, para hacerlo más inhóspito a posibles patógenos y prevenir las infecciones en esta etapa.

En el segundo trimestre de gestación estas condiciones se mantienen para seguir proporcionando una protección eficiente. Además, se suceden cambios hormonales que, entre otras cosas, aumentan el grosor del mucus vaginal y cervical, actuando no solo como otra barrera protectora, sino como fuente de azúcares y mucinas que sirven de nutrientes para otros microorganismos, que contribuyen, a su vez, al equilibrio microbiano.

Por tanto, alteraciones en la dieta, toma de medicamentos o hábitos de vida poco saludables pueden alterar la microbiota vaginal facilitando infecciones, que pueden llegar al útero e incrementar el riesgo de complicaciones e, incluso, un parto prematuro.

Como curiosidad, la vitamina D parece ser crucial en el mantenimiento de la microbiota vaginal, porque mejora la producción de sustancias antimicrobianas y refuerza la barrera epitelial. Una deficiencia de vitamina D podría debilitar estas defensas naturales, facilitando las infecciones y alterando el equilibrio microbiano.

¿Qué ocurre en la placenta y en el líquido amniótico?

Estas estructuras siempre se han caracterizado por estar libres de microorganismos ejerciendo una labor principalmente protectora.

Con el descubrimiento de la microbiota y la mejora de los sistemas de análisis capaces de detectar microorganismos poco abundantes, el panorama empezó a cambiar. Se planteó que ese entorno podría no estar libre de microorganismos, pero que el número era tan bajo que ninguna técnica había sido capaz de detectarlos antes.

Se ha conseguido obtener ADN bacteriano del líquido amniótico, pero eso no garantiza la existencia de una microbiota específica. La comunidad científica aún no lo tiene claro. Existen lagunas y muchas dificultades, tanto a la hora de obtener una muestra y hacer un seguimiento a lo largo de todo el embarazo (tomar una muestra de líquido amniótico durante los nueve meses para ver si hay cambios) como para evitar las contaminaciones ambientales en las extracciones. Esto nos impide confirmar la existencia de una microbiota propiamente dicha en la placenta, en el líquido amniótico o incluso en el cordón umbilical.

Sin embargo, es cierto que hay varias vías por las que los microorganismos podrían llegar con relativa facilidad hasta el feto. Pueden llegar a lo largo del tracto reproductor, o bien a través de la sangre y extravasación hacia los tejidos. También pueden viajar trasportándose a través de las células inmunitarias presentes en la boca e intestino de la madre e, incluso, por introducción accidental de microorganismos a través de procedimientos invasivos intrauterinos realizados en las sesiones de control.

Por tanto, hoy en día, pese a que no es imposible encontrar microorganismos en la placenta, que estos estén formando una microbiota estable, dinámica e inocua durante todo el proceso de gestación es algo que no puede corroborarse aún. La presencia real de entes microscópicos en la placenta suele estar asociada a condiciones patológicas, no a una microbiota estable y beneficiosa. Pero estaremos atentos a los próximos avances.

Microbiota y partos prematuros

El parto prematuro se define como el nacimiento antes de la semana trigésimo séptima de gestación y es una de las principales preocupaciones en el ámbito de la salud materno-infantil a nivel mundial. En países como Estados Unidos, aproximadamente el 10 % de los partos son prematuros. Aunque los avances médicos han reducido significativamente la mortalidad infantil, los partos prematuros siguen representando un desafío debido a las complicaciones asociadas, como problemas neurológicos, respiratorios y un mayor riesgo de infecciones, que son una causa importante de discapacidad en recién nacidos.

Las razones pueden ser diversas, desde la rotura de membranas fetales a la presencia de hemorragias intrauterinas, haber sufrido un periodo de estrés, infecciones en el tracto urinario, en la cavidad oral (periodontitis), o ser el resultado de una respuesta inmunitaria exacerbada de la madre frente a microorganismos específicos.

Pero resulta que también puede estar inducido por alteraciones en la microbiota materna, tanto la intestinal como la disbiosis vaginal, que fomentan los procesos inflamatorios.

Tras los primeros resultados obtenidos bajo el paraguas del HMP, el proyecto se amplió diez años más: el Human Microbiome Project 2 (HMP-2), a partir del cual surgió el estudio del microbioma multiómico (una iniciativa sobre el embarazo [MOMS-PI] para investigar la relación entre la microbiota materna y los partos prematuros).

El proyecto MOMS-PI incluyó a 1527 mujeres embarazadas, así como a sus bebés. Permitió recolectar muestras durante todo el embarazo, en el momento del parto y en el postparto, de diversas fuentes como hisopos vaginales, rectales, bucales, cutáneos y nasales, así como de orina, sangre, cordón umbilical y meconio, entre otros.

Gracias a este proyecto se pudo conocer cómo evoluciona la microbiota durante la gestación y cómo la microbiota materna puede ser un modulador clave en el proceso, tanto positivo como negativo. En concreto, en mujeres con riesgo de parto prematuro, se observó una mayor diversidad en la microbiota vaginal durante el primer trimestre de gestación, así como un incremento de bacterias potencialmente patógenas que podrían inducir inflamación (intraamniótica) o infecciones ascendentes que podían afectar al útero y desencadenar el parto antes de tiempo.

Estos descubrimientos añaden otro factor que tener en consideración junto a los ya conocidos para reducir en lo posible los partos prematuros.

Cuando la microbiota nos puede meter en problemas

El embarazo es un proceso fascinante, pero no siempre transcurre sin complicaciones. La preeclampsia, restricción del crecimiento fetal (RCF) y diabetes gestacional pueden poner en riesgo tanto a la madre como al bebé.

La preeclampsia es una complicación del embarazo que afecta entre el 2 % y el 8 % de las gestaciones. Se caracteriza por un daño en el revestimiento interno de los vasos sanguíneos, alteraciones en el metabolismo de la glucosa, de los lípidos y en la resistencia a la insulina.

Mujeres que han sufrido preeclampsia presentan una disminución de bacterias beneficiosas en la microbiota intestinal, lo que predispone a inflamaciones y alteraciones metabólicas. No solo se ha visto que disminuye el grupo *Lactobacillus*, sino que también se reduce *Prevotella,* que juega un papel esencial en la salud, porque metaboliza fibras para producir butirato, un AGCC que reduce la presión arterial, actúa como fuente de energía para las células del intestino y ayuda a prevenir infecciones bacterianas. Un desequilibrio en la microbiota podría contribuir al desarrollo de la preeclampsia al comprometer la salud metabólica, vascular e inmunitaria.

La RCF es una condición en la que el feto no alcanza el crecimiento esperado. Puede deberse a la presencia de infecciones durante el embarazo, a una edad materna avanzada, a procesos de desnutrición en la madre, trastornos genéticos o a una insuficiencia placentaria que no permite suministrar adecuadamente nutrientes al feto.

Aunque, como hemos dicho, la RCF se relaciona con la desnutrición materna, el organismo podría activar un sistema de emergencia poniendo en marcha mecanismos en la microbiota, como el aumento de grupos como *Bacteroides, Faecalibacterium* y *Lachnospira,* las cuales podrían compensar la disbiosis provocada por la desnutrición. También incrementan aquellas implicadas en la producción de butirato y la obtención de energía del alimento. Sin embargo, en paralelo también hay una reducción de bacterias esenciales para la salud intestinal, lo que podría tener consecuencias a largo plazo en la salud de ambos.

La diabetes *mellitus* gestacional es una forma de diabetes que afecta entre el 1,8 % y el 22 % de los embarazos. Se caracteriza por una intolerancia a la glucosa que aparece durante la gestación, lo cual incrementa el riesgo de complicaciones maternas y fetales. En mujeres con esta patología se presenta un incremento en la relación *Firmicutes/Bacteroidetes* en el tercer trimestre. Este cambio en la microbiota podría favorecer procesos inflamatorios y de resistencia a la insulina. Estos cambios se han detectado incluso antes de la aparición de la diabetes gestacional, proponiéndose en un futuro como un mecanismo para poder predecir la aparición de diabetes gestacional antes de que se manifiesten los síntomas.

MICROBIOTA Y LACTANCIA: JUNTOS TIENEN SUPERPODERES

Hoy por hoy, la lactancia materna y todos los beneficios que esta proporciona están en auge, pero los primeros estudios de este líquido «mágico» se remontan a 1860, cuando Louis Pasteur sentó las bases para entender el papel de los microorganismos en la leche. En esta época, la presencia de entidades microbianas en la leche estaba vinculada principalmente a la transmisión de enfermedades, lo que impulsó el desarrollo de la «teoría de los gérmenes», y el proceso de la pasteurización (una forma de eliminar microorganismos de productos lácteos) como mecanismo para evitar que se transmitan enfermedades a través de la leche.

Siguiendo este principio, Von Soxhlet estableció la pasteurización de la leche como una estrategia para prevenir infecciones en bebés, lo que marcó un hito en la seguridad alimentaria infantil. Al mismo tiempo, a principios del siglo xx, Escherich, quien resaltó la importancia de proteger la salud infantil mediante el acceso a leche segura, promovió la creación del primer banco de leche humana en Viena, con el objetivo de alimentar a recién nacidos prematuros y huérfanos.

A pesar de estos avances, la comunidad científica continuó opinando que la leche materna era un líquido estéril y que solo cuando estaba contaminada tenía microorganismos, y además perjudiciales. Pero en la primera mitad del siglo xx, Cataldi y Müller descubrieron la existencia de microorganismos en la leche materna de mujeres sanas, aunque la comunidad científica siguió considerando que la presencia de bacterias era debido a contaminación externa.

Más adelante, en 1972, Hayes y un grupo de colegas destacaron la presencia de citomegalovirus en la leche materna, y en la década de los 80 surgió la preocupación de la posible transmisión del VIH a través de la leche materna; para evitar el riesgo de contagio a los bebés se desarrollaron pautas muy estrictas para la selección de donantes y el tratamiento de la leche en los bancos de leche humana.

En contraste, Ziegler y su equipo de investigación demostraron los beneficios de la leche humana en la reducción de infecciones, reforzando la idea de su misión protectora más allá de la nutrición básica.

Sin embargo, en la primera década del siglo XXI hubo una «crisis» en los bancos de leche humana debido a problemas relacionados con el almacenamiento y la conservación. Esto llevó a la implementación de nuevas pautas para su pasteurización y almacenamiento seguro. Paralelamente, en esos años surgió la hipótesis de que la leche materna podía contener realmente su propia microbiota y que esta se originaba a partir de una ruta enteromamaria, es decir, a través del tránsito de microorganismos desde el intestino materno hasta la glándula mamaria.

Gracias a los avances en la tecnología, que nos permite detectar más y mejor la microbiota, se pudo observar en la leche materna la existencia de una amplia variedad de microorganismos, bacterias, virus y hongos inclusive. Se planteó también que la mastitis podía estar producida por una disbiosis de esa microbiota mamaria. A partir de este momento, se invirtieron numerosos esfuerzos en identificar microorganismos beneficiosos en la leche materna. Algunos de ellos se han llegado a aislar y cultivar en el laboratorio, e incluso se han comercializado como probióticos para la prevención y tratamiento de la mastitis. De hecho, España patentó entonces la aplicación de cepas probióticas específicas provenientes de la leche materna, como en el 2009, cuando se identificaron cepas como *Lactobacillus* y *Bifidobacterium*, las cuales mostraron efectos probióticos al modular el sistema inmunitario del bebé.

Este recorrido histórico demuestra cómo ha evolucionado la percepción de la leche materna, desde concebirse como un simple alimento, incluso una posible fuente de transmisión de enfermedades, a la actualidad, que la considera, en ausencia de patologías y de hábitos no saludables, una fuente de nutrientes, protección y microorganismos única que aporta numerosos beneficios tanto al bebé como a la madre.

La Organización Mundial de la Salud (OMS) recomienda la lactancia materna exclusiva durante los primeros seis meses y complementaria hasta el primer año de vida. Esto no es solo por sus beneficios nutricionales, sino también porque ejerce una protección frente a infecciones en un periodo crítico en el que se está desarrollando el sistema inmunitario y la microbiota.

Precisamente, una de las funciones más sorprendentes de la leche materna es su capacidad antibacteriana. Experimentos hechos en el laboratorio lo demuestran. Consisten en sembrar un cultivo de bacterias en una placa, en cuyo centro se vierten unas gotas de leche materna. Poco después se puede observar cómo se produce un halo de inhibición alrededor de la gota, en la que no hay crecimiento bacteriano, obteniendo el mismo resultado que cuando se coloca un disco de papel impregnado en un antibiótico.

Por tanto, ciertos componentes de la leche materna pueden inhibir el crecimiento de bacterias perjudiciales. Este efecto antimicrobiano es clave para prevenir infecciones en los bebés, cuyo sistema inmunitario, como hemos dicho, está aún en desarrollo.

La leche materna contiene una combinación perfecta de nutrientes esenciales, agua y carbohidratos (entre los que destaca la lactosa), que proporciona energía y promueve el crecimiento de bacterias beneficiosas en el intestino. También contiene lípidos (> 200 ácidos grasos), que sirven de fuente de energía y son esenciales para el desarrollo cerebral; proteínas (más de 415), que son parte de los tejidos y fortalecen el sistema inmunitario; vitaminas y minerales (más de 15), componentes bioactivos que protegen contra infecciones, son imprescindibles para el metabolismo y el crecimiento; y hormonas, enzimas y anticuerpos, que regulan funciones metabólicas y protegen contra patógenos.

¡No nos olvidemos de la microbiota! Se estima que cada mililitro de leche materna contiene hasta 10^7 bacterias, pertenecientes a más de 700 especies diferentes.

Dado que un bebé consume aproximadamente 800 mL de leche materna al día, esto significa que su organismo recibe una gran cantidad de microorganismos beneficiosos, esenciales para el desarrollo de su microbiota intestinal. De hecho, se calcula que hasta el 30 % de los microorganismos que colonizan su intestino provienen directamente de la leche materna.

Este aporte bacteriano es crucial para el establecimiento de un ecosistema microbiano saludable, que influye en la digestión, la inmunidad y la protección contra patógenos desde los primeros días de vida.

El duro camino de las bacterias hacia el bebé

¿Cómo es posible que en la mama haya una microbiota? ¿Cómo llegan tantos y tan diversos microorganismos hasta allí? Se han descrito varias vías, como la enteromamaria, donde las bacterias intestinales de la madre (como *Lactobacillus* y *Bifidobacterium*) son transportadas hasta allí por células inmunitarias que actúan a modo de «autobús». También existe un flujo retrógrado en el que las bacterias de la boca del bebé pueden viajar hacia la mama, enriqueciendo la microbiota que allí se encuentra.

Entre los principales géneros bacterianos que podemos detectar en la mama se hallan: componentes del grupo *Lactobacillus* (*L. gasseri* y *L. fermentum*), considerados probióticos y con propiedades antioxidantes; *Bifidobacterium* como *B. longum* y *B. breve,* que mejoran la digestión y fortalecen el sistema inmunitario, y miembros de los grupos *Staphylococcus* y *Streptococcus*, que forman parte de la microbiota natural, aunque en exceso pueden causar mastitis.

Sin embargo, la leche materna no es estática; su composición varía en función de diversos factores. Por ejemplo, los alimentos ricos en ácidos grasos poliinsaturados aumentan el contenido de *Bifidobacterium,* pero las dietas con alto contenido en grasa y azúcares promueven el crecimiento de bacterias menos beneficiosas.

Es más, la leche cambia su composición cuando «detecta» que el bebé está enfermo. En ese momento, en la leche hay más anticuerpos y células inmunitarias que viajan hasta allí a modo de «refuerzo».

De qué manera se entera el sistema inmunitario de que el bebé está enfermo sigue siendo un misterio. Una hipótesis propone que la saliva del bebé envía señales a la madre a través de receptores presentes en el pezón. En este momento, se activarían mecanismos que modificarían la composición de la leche. Además, la madre también podría entrar en contacto con patógenos que están infectando el bebé, cuando está enfermo. De manera que el sistema inmunitario de la madre empezaría a sintetizar anticuerpos que la protegerían a ella pero que pasarían a la leche y protegerían también al bebé.

Los oligosacáridos de la leche materna: pequeñas pero poderosas moléculas

Otro componente importantísimo son los oligosacáridos de la leche materna (HMO, por sus siglas en inglés: *Human Milk Oligosaccharides*). Son un tipo de azúcares complejos que se encuentran exclusivamente en la leche materna humana, es su tercer componente más abundante y desempeñan un papel crucial en la salud y el desarrollo del bebé.

Desde su descubrimiento en 1900 se han identificado ya más de doscientos tipos de HMO diferentes, aunque sospechamos que podría haber más.

A diferencia de otros nutrientes, los HMO no son digeridos por el bebé, sino que alimentan y favorecen el crecimiento de bacterias beneficiosas, especialmente del género

Bifidobacterium, que producen AGCC y crean un ambiente más hostil para los patógenos, actuando como prebióticos y sustancias antimicrobianas.

Además, evitan que bacterias y virus patógenos se adhieran a las paredes del intestino del bebé, ayudan a modular la respuesta inmunitaria, reducen la inflamación y fortalecen las barreras mucosas.

Los HMO están presentes en grandes cantidades (hasta 10-15 g/L) en comparación con las cantidades que contiene la leche de vaca (0,05 g/L), lo que destaca la superioridad de la leche materna en términos de protección inmunológica y desarrollo de la microbiota.

Por si no fuera suficiente, la composición de los HMO en la leche cambia a lo largo de la lactancia. Al principio, la leche materna contiene concentraciones más altas de HMO como 2'FL (2'-fucosil lactosa) y 3'FL (3'-fucosil lactosa). Con el tiempo, estas concentraciones disminuyen, ajustándose a las necesidades del bebé. Estos cambios reflejan de forma maravillosa cómo la leche materna está diseñada para adaptarse dinámicamente al crecimiento del bebé, ofreciendo siempre el mejor soporte inmunitario y nutricional posible, acorde con el estadio de desarrollo del niño.

Gracias al conocimiento acumulado sobre los HMO, se están desarrollando leches de fórmula enriquecidas con estos compuestos y con bacterias probióticas, para acercarse un poquito más a las propiedades protectoras de la leche materna. Además, los HMO se están investigando como posibles tratamientos para enfermedades intestinales, infecciones y problemas metabólicos.

Como dijo Carlos González, pediatra y firme defensor de la lactancia materna:

La lactancia materna es mucho más que comida. Es una forma de relación física y afectiva, es contacto frente a la soledad, consuelo frente a la tristeza, seguridad para descubrir el mundo, anestesia para el dolor. Es también un complejo sistema de protección inmunitaria. Casi por casualidad resulta que, además, alimenta.

Otras microbiotas: las grandes olvidadas

Por último, le dedicaremos unos renglones a las microbiotas menos estudiadas, pero no por ello menos importantes. Durante mucho tiempo, ciertos entornos del cuerpo humano se consideraron prácticamente libres de microorganismos, pero actualmente sabemos que no siempre es así.

En los ambientes más hostiles, la presencia de microorganismos es más limitada. Esto hace que su detección, recuperación

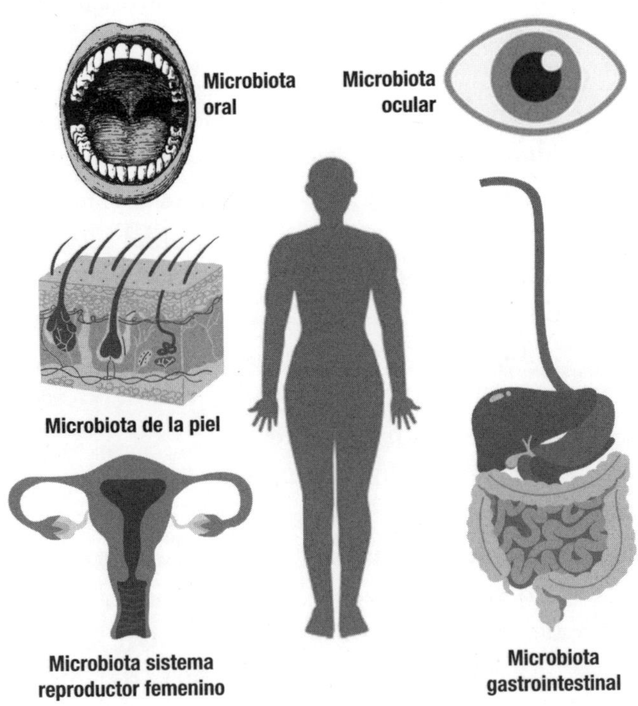

Otras microbiotas: microbiota del ojo, sistema auditivo o sistema respiratorio.

y análisis sean más desafiantes, ya que la baja cantidad de microorganismos dificulta la obtención de muestras suficientes para estudios rigurosos.

Entre estas microbiotas destacaremos la microbiota ocular, auditiva y del sistema respiratorio, cuyos estudios recientes han revelado su importancia también en la salud y sus implicaciones en diversas patologías.

Microbiota ocular: la microbiota que todo lo ve

La superficie ocular alberga una microbiota diversa y altamente especializada, ya que se encuentra en un ambiente que no fomenta el crecimiento bacteriano, tanto por la escasez de nutrientes cuanto por las barreras físico-químicas y los mecanismos antimicrobianos para eliminar posibles patógenos, como la lisozima de la lágrima. El ojo es un terreno hostil, con alta concentración de sales, pero aun así encontramos grupos de valientes, *Staphylococcus*, *Streptococcus*, *Propionibacterium* y *Corynebacterium*, que parecen mantenerse allí sin problema; no obstante, esta microbiota parece cambiar con la edad, siendo más diversa conforme avanza la vida.

La conjuntiva y la córnea contienen microorganismos únicos, pero parecidos entre ambas superficies. Sin embargo, los microorganismos presentes en párpados y pestañas se asemejan a los que se encuentran en la piel.

Al igual que ocurre en otras microbiotas, su desequilibrio puede tener implicaciones en la salud ocular y estar detrás de problemas como el síndrome del ojo seco, o la conjuntivitis. Incluso, estudios recientes van más allá y vinculan la microbiota intestinal con ciertas enfermedades oculares. La disbiosis puede causar inflamación en cualquier parte del cuerpo, ¡incluyendo los ojos!

¿Un eje intestino-ojo?

La teoría del eje intestino-ojo propone varias maneras en las que la disbiosis intestinal podría afectar a los ojos. Esta conexión está aún en estudio, pero cada vez hay más evidencias, ¿cuáles?

A través de procesos de inflamación sistémica, bien sea por la llegada de células inmunitarias o metabolitos bacterianos proinflamatorios desde el intestino a los ojos, que propagan la inflamación y hacen que aumente el riesgo de sufrir enfermedades oculares inflamatorias, como la uveítis y el ojo seco.

La disbiosis también reduce la producción de AGCC, y puede alterar el desequilibrio entre la células inflamatorias y antiinflamatorias, favorecer la inflamación crónica y las respuestas autoinmunes debido a similitudes entre las proteínas microbianas y las del ojo (lo que puede confundir al sistema inmunitario), e incluso, alterar la producción de lágrimas.

En personas con síndrome de Sjögren, una enfermedad autoinmune donde el sistema inmunitario ataca por error a las glándulas que producen lágrimas, saliva y otras secreciones, se ha observado una alteración en la composición de su microbiota intestinal. Entre ellas, se ha observado una reducción de bacterias beneficiosas, como *Faecalibacterium* y *Blautia*, que producen butirato (recordemos que es antiinflamatorio). En cambio, presentan más cantidad de células implicadas en la inflamación.

Las dietas ricas en grasas podrían alterar la microbiota intestinal, causando inflamación generalizada, y relacionarse con la degeneración macular asociada a la edad (DMAE). Mientras que, en estudios realizados en animales, se ha visto que un intestino desequilibrado podría hacer que los ojos sean más vulnerables a infecciones en la córnea.

Este eje también podría estar implicado en tener una mejor o peor visión nocturna, precisamente porque ciertas bacterias intestinales favorecen la absorción de la vitamina A, esencial para poder ver algo mejor en la oscuridad o en condiciones de poca luz.

Las investigaciones continúan analizando cómo la microbiota intestinal realmente influye en la salud del ojo, abriendo nuevas puertas para el desarrollo de tratamientos basados en la modulación de estas comunidades microbianas.

Por cierto, ¿sabías que las personas que usan lentes de contacto tienen una microbiota ocular más parecida a la de la piel que a la del ojo? Posiblemente por la manipulación de las lentes con los dedos. Esto predispone al ojo a sufrir más infecciones. Para evitarlo, es suficiente con mantener una buena higiene de manos antes de manipularlas y evitar dormir con ellas puestas.

Microbiota y sistema auditivo

El canal auditivo externo es una zona única por su estructura anatómica y las condiciones que presenta: la parte externa tiene glándulas sebáceas y folículos pilosos, mientras que la parte interna es más seca y carece de glándulas. Además, el cerumen actúa como barrera protectora antimicrobiana.

Este canal alberga una microbiota distinta a todas, adaptada a las condiciones particulares de esta cavidad, y su equilibrio es esencial para evitar infecciones como la otitis externa. En personas sin problemas auditivos se encontraron microorganismos ya mencionados como *Staphylococcus auricularis*, *Propionibacterium acnes*, *Alloiococcus otitis* y *Turicella otitidis*. La higiene y hábitos de limpieza (¡y lo que le coloques dentro!) afectan a su composición y diversidad.

Se ha observado que el uso prolongado de auriculares aumenta la humedad y temperatura en el canal auditivo, favoreciendo el crecimiento de bacterias como *Pseudomonas y Staphylococcus aureus*, que pueden aumentar el riesgo de otitis externa. Si se usan auriculares con frecuencia, es mejor descansar de ellos cada cierto tiempo y limpiarlos regularmente para evitar alteraciones en la microbiota.

¿He oído eje auditivo-intestino-cerebro?

Al igual que en el caso del eje intestino-ojo, algunos investigadores plantean una posible conexión entre el sistema auditivo, el intestino y el cerebro, denominada eje auditivo-intestino-cerebro. Esta hipótesis sugiere que la microbiota intestinal y sus productos metabólicos podrían influir en la función auditiva a través de distintas vías como el sistema nervioso y el inmunitario. Dado el impacto global de la pérdida auditiva, comprender este eje podría abrir nuevas oportunidades para el tratamiento de enfermedades de este tipo.

Uno de los mecanismos involucrados en la comunicación es a través del nervio vago, que, además de conectar el intestino con el cerebro, posee ramas que llegan hasta las estructuras del oído, lo que sugiere una conexión anatómica y funcional entre estos sistemas.

La microbiota intestinal puede activar respuestas inflamatorias que afectan tanto al cerebro como al sistema auditivo. En algunos estudios se ha observado que pacientes con síndrome de intestino irritable mostraron alteraciones en el procesamiento auditivo, especialmente en el lóbulo frontal, sugiriendo una posible correlación entre el intestino y el procesamiento auditivo.

Por otro lado, investigaciones en modelos animales han mostrado que el tratamiento con probióticos puede modular el estrés inducido por ruido, lo que respalda la idea de que la microbiota intestinal podría influir en la respuesta auditiva al estrés ambiental. Sin embargo, son estudios que están en etapas iniciales, pero trabajos futuros permitirán investigar el papel de la inflamación crónica en la progresión de la pérdida auditiva, así como estudiar futuras intervenciones dietéticas y probióticas.

Otros autores indican que la disbiosis intestinal puede comprometer la barrera intestinal y la hematoencefálica, permitiendo la entrada de toxinas que afectan la audición. Estos hechos son muy relevantes para ver la existencia de patrones específicos y porque abren la puerta a futuros estudios de la microbiota en pacientes con pérdida auditiva.

Microbiota del sistema respiratorio: otra superficie por colonizar

Por último, mencionaremos las características más significativas de la microbiota del sistema respiratorio, que se adquiere nada más nacer y está compuesta por microorganismos diferentes según el tipo de nacimiento, como ya hemos comentado.

El sistema respiratorio humano es mucho más que un conjunto de tubos y bolsas de aire. Es un ecosistema dinámico y complejo con una superficie aproximada total de 75 metros cuadrados, expuesto constantemente a contaminantes, polvo, polen, humo y microorganismos transportados por el aire. En condiciones normales, el aire que respiramos contiene entre 10^4 y 10^6 bacterias por metro cúbico de aire y, al día respiramos aproximadamente 11 000 litros de aire… ¡Haz el cálculo!

El entorno se mantiene en equilibrio gracias a mecanismos de defensa eficientes como la producción de moco, el movimiento de los cilios que recubren la superficie desde la nariz hasta los bronquios y la respuesta inmunitaria local. Un sistema inmunitario debilitado puede permitir el crecimiento excesivo de patógenos.

La microbiota respiratoria está compuesta por diversas especies de bacterias, hongos y virus que coexisten en equilibrio. Como *Streptococcus* y *Prevotella,* que están asociadas con la cavidad nasal y la orofaringe; *Moraxella* y *Haemophilus*, predominantes en la nasofaringe y *Staphylococcus auricularis*, *Cutibacterium acnes* y *Corynebacterium*, que habitan en regiones más profundas del aparato respiratorio.

Estos microorganismos no solo ocupan espacio, evitando el crecimiento de patógenos, sino que también interactúan con el sistema inmunitario, reforzándolo. Por ejemplo, producen metabolitos antiinflamatorios y estimulan la producción de defensas naturales.

La microbiota respiratoria varía entre individuos y además cambia a lo largo del tiempo. Su composición depende de múltiples factores, como la edad gestacional. Los bebés prematuros tienen una microbiota menos diversa, debido a la menor exposición a microorganismos durante el parto y al ambiente hospitalario. En este ecosistema microbiano influye igualmente la cantidad de surfactante producido. Este compuesto actúa a modo de lubricante y es esencial para la respiración, pero también afecta a la capacidad de las bacterias para adherirse.

Cada región del tracto respiratorio tiene un entorno único que favorece el crecimiento de diferentes especies microbianas.

La cavidad nasal es el primer punto de contacto con el aire inhalado y está dominada por *Staphylococcus*, *Moraxella* y *Corynebacterium*, que es la más abundante. Esta área actúa como una barrera inicial contra patógenos.

En la orofaringe y nasofaringe encontramos *Streptococcus*, *Prevotella* y *Veillonella*. Los microorganismos presentes en la nasofaringe pueden coexistir sin causar daño, pero se pueden dar infecciones locales en órganos adyacentes (sinusitis, otitis media o faringitis), e incluso se puede producir una enfermedad invasiva grave y, en casos extremos, bacterias como *Streptococcus pneumoniae* pueden ingresar al torrente sanguíneo, causando septicemia o meningitis. Esta zona es una región de tránsito en la que la microbiota, aunque ya escasa en ese punto, puede migrar hacia los pulmones.

Los pulmones son órganos fascinantes que median el intercambio de gases; además, también tienen un entorno microbiano único y altamente regulado. Durante décadas se pensó que los pulmones eran estériles. Hoy sabemos que esto no es cierto y que poseen su propia microbiota, lo que plantea interrogantes interesantes sobre su función y regulación. La mayoría de estas bacterias son inofensivas o son rápidamente eliminadas por los mecanismos de defensa pulmonar. Sin embargo, la exposición al humo del tabaco, aerosoles o contaminación altera la microbiota respiratoria y puede debilitar a las defensas pulmonares, facilitando las infecciones.

En individuos sanos, en los pulmones se mantiene un equilibrio dinámico de microorganismos —conocido como sistema de «entrada y eliminación»— gracias a tres procesos principales:

1. Inmigración microbiana: las bacterias pueden ingresar a los pulmones a través de la aspiración, la inhalación de aire y la dispersión directa.

2. Eliminación microbiana: entre los cilios y la tos se expulsan bacterias hacia la faringolaringe, donde son tragadas o expectoradas.

3. Multiplicación microbiana: las tasas de crecimiento de los microorganismos están estrictamente reguladas por las condiciones del entorno pulmonar.

En personas sin enfermedades pulmonares, el equilibrio microbiano se mantiene porque los cilios empujan constantemente a los microorganismos hacia el exterior, las defensas inmunitarias reconocen y eliminan selectivamente a aquellos que son dañinos y las células epiteliales producen moco, que actúa como barrera protectora.

Este equilibrio dinámico entre los microorganismos que entran y se eliminan asegura que los pulmones se mantengan protegidos sin comprometer su función principal: el intercambio gaseoso.

Microaspiración: cuando los microorganismos cambian de microbiota

Hay un proceso importantísimo que ocurre en el tracto respiratorio: la microaspiración. Es el fenómeno por el cual pequeñas cantidades de saliva, secreciones de la boca o contenido gástrico suben por el esófago y llegan a las vías respiratorias. Este mecanismo ocurre de manera pasiva, especialmente durante el sueño.

Desde la década de 1920 se sabe que la microaspiración es común incluso en individuos sanos. Estas bacterias rara vez causan infecciones, gracias a los mecanismos de defensa presentes en los pulmones. Los problemas surgen solo cuando el sistema inmunitario está comprometido o los mecanismos de limpieza están dañados.

Por tanto, el equilibrio entre la entrada y eliminación de bacterias es clave para mantener la salud pulmonar. Cuando este equilibrio se rompe puede promover la aparición de patógenos oportunistas, desencadenar o agravar enfermedades respiratorias como asma, alergias o la enfermedad pulmonar obstructiva crónica que está vinculada a la proliferación de patógenos como *Haemophilus* y *Moraxella*. Por otra parte, la fibrosis quística está caracterizada por infecciones crónicas debido a la acumulación de moco espeso que favorece el crecimiento bacteriano.

Un eje intestino-pulmón

En capítulos anteriores hemos descrito una serie de ejes que permiten describir la interacción entre un órgano y la microbiota intestinal. En el caso de los pulmones, no podía ser diferente.

Efectivamente, lo que ocurra en tu intestino, también puede afectar a tus pulmones. Esto se conoce como eje intestino-pulmón, una comunicación bidireccional fascinante donde las bacterias intestinales y sus productos influyen en la salud respiratoria.

Este eje describe cómo el intestino y los pulmones están conectados a través del sistema inmunitario. Aunque están en partes distintas del cuerpo, comparten un mecanismo de comunicación en el que intervienen la circulación sanguínea, el sistema linfático y los productos metabólicos generados por las bacterias intestinales, como los AGCC.

La disbiosis intestinal puede tener un impacto significativo en los pulmones volviéndolos más susceptibles a infecciones respiratorias: si la microbiota intestinal está alterada, el sistema inmunitario puede debilitarse, facilitando la invasión de patógenos en los pulmones. La disbiosis favorece una inflamación sistémica que también afecta al tejido pulmonar, incrementando el riesgo de enfermedades como el asma o la fibrosis quística.

Microbiota y fibrosis quística: un equilibrio arriesgado

La fibrosis quística (FQ) es una enfermedad genética que afecta a los pulmones y al sistema digestivo. En esta condición, la disbiosis microbiana tiene un rol clave. Las personas con FQ presentan una menor diversidad microbiana tanto en los pulmones como en el intestino, lo que facilita la colonización por patógenos como *Pseudomonas aeruginosa*, *Burkholderia cepacia*, *Staphylococcus aureus* y *Haemophilus influenzae*. Esta colonización está relacionada con infecciones respiratorias crónicas y un daño pulmonar progresivo.

Aunque los antibióticos son esenciales para controlar infecciones, su uso prolongado también altera la microbiota intestinal, lo que puede promover la aparición de alergias, inflamación sistémica y afectar a la salud digestiva y pulmonar. En niños con FQ, una reducción de *Bifidobacterium* en el intestino se ha asociado con mayor riesgo de infecciones respiratorias y síntomas de sobrecrecimiento bacteriano intestinal (SIBO), condición en que las bacterias proliferan en el intestino delgado. Esto puede generar problemas digestivos como estreñimiento crónico, además de deficiencias nutricionales debido a la malabsorción.

Cuando el pulmón no puede más: EPOC y asma

La enfermedad pulmonar obstructiva crónica (EPOC), una enfermedad crónica relacionada principalmen te con el tabaquismo pero también con la exposición a contaminantes y factores genéticos, está asociada con alteraciones en la microbiota respiratoria. En estos pacientes, se observa un incremento de bacterias patógenas como *Haemophilus influenzae*, *Streptococcus pneumoniae* y *Pseudomonas aeruginosa*. La presencia constante y prolongada en el tiempo de estas bacterias provocan una respuesta inflamatoria persistente que deteriora las defensas del organismo, contribuyendo, además, al deterioro pulmonar y abriendo el camino a nuevas infecciones.

El asma, una enfermedad inflamatoria de las vías respiratorias, también muestra vínculos con la disbiosis bacteriana. Se clasifica en dos tipos según el tipo de inflamación involucrada: la inflamación T2 relacionada con alergias y respuestas inmunitarias desreguladas y la inflamación T2 asociada a un aumento de proteobacterias que favorece la participación de células del sistema inmunitario y produce una inflamación más grave.

La exposición después del nacimiento a microorganismos ambientales puede influir en la predisposición al asma y a otras enfermedades alérgicas, en línea con la hipótesis de la higiene que ya comentamos anteriormente.

La disbiosis pulmonar también se ha relacionado con el cáncer de pulmón. La presencia de géneros como *Herbaspirillum* y *Sphingomonadaceae* en tejidos tumorales sugiere que podrían influir en la inflamación y progresión del cáncer. Además, estudios en ratones con cáncer de pulmón mostraron que su microbiota podía acelerar el crecimiento tumoral en ratones sanos, probablemente porque la disbiosis activa las vías inflamatorias y provoca cambios en el microambiente tumoral.

Microbiota y SARS-CoV2

El virus SARS-CoV2 fue el responsable de la pandemia de COVID-19 que se inició a finales del 2019 y se expandió globalmente en 2020. Los pacientes con COVID-19 presentaban desequilibrios en la microbiota intestinal que se correlacionaban con la gravedad de los síntomas y los niveles elevados de marcadores inflamatorios. Además, destacaba la disminución de especies beneficiosas como *Faecalibacterium prausnitzii* y *Eubacterium rectale,* que podrían tener un papel protector, ya que producen butirato. Cabe destacar que, incluso después de superar la infección, los pacientes mostraban una disbiosis intestinal y respiratoria continuada en el tiempo, lo que podría influir en los síntomas prolongados conocidos como «COVID persistente».

Microbiota y tabaco: quítame esos humos

El tabaco es conocido principalmente por sus efectos perjudiciales para la salud, debido a la presencia de compuestos químicos y metales pesados que incrementan el riesgo de padecer enfermedades graves como cáncer de pulmón, asma e infecciones respiratorias recurrentes.

Sin embargo, existe un aspecto menos conocido, pero igualmente relevante: su interacción con la microbiota.

Desde la recolección de las hojas de tabaco hasta la fabricación de cigarrillos, diversos microorganismos colonizan este producto. Estudios científicos han identificado bacterias como *Bacillus* spp., *Pantoea* spp., y *Mycobacterium avium*, que pueden ser patógenas y sobrevivir incluso a los procesos de producción. Posteriormente, ingresan a las vías respiratorias con cada inhalación. Además, fumar reduce significativamente la diversidad microbiana pulmonar, disminuyendo la presencia de bacterias protectoras y favoreciendo la proliferación de patógenos oportunistas como *Haemophilus influenzae*, lo que aumenta el riesgo de infecciones respiratorias.

Pero los efectos del tabaco van más allá. También restos bacterianos como las endotoxinas (LPS) presentes en el humo del tabaco desencadenan una respuesta inflamatoria crónica en los pulmones, debilitando el sistema inmunitario y facilitando el desarrollo de enfermedades respiratorias.

A pesar de estas evidencias, aún se desconocen muchos detalles sobre cómo las toxinas bacterianas presentes en el tabaco afectan al fumador y a las personas que lo rodean.

La exposición crónica al humo podría predisponer a infecciones más graves al alterar la microbiota respiratoria. Por ello, se hace necesario seguir investigando este «lado microbiológico» del tabaco, que añade un nuevo nivel de riesgo al ya conocido impacto nocivo de este hábito.

Ante estos hallazgos, surge otra pregunta interesante: ¿podría la microbiota ser clave para la recuperación de los pulmones tras dejar de fumar? Actualmente, se investiga si el uso de probióticos podría ayudar a restaurar la microbiota pulmonar y reducir la inflamación, lo que abre la puerta a nuevas estrategias para mejorar la salud respiratoria de exfumadores.

III

MICROBIOTA EN LA SALUD Y EN LA ENFERMEDAD

«La vida no sería posible en ausencia de microorganismos».

Louis Pasteur

En los capítulos anteriores hemos descrito distintas microbiotas y su papel en el equilibrio con la salud y cómo ciertos estados de disbiosis se han vinculado con diversas enfermedades.

En este capítulo vamos a cambiar de perspectiva: vamos a centrarnos en algunas de las enfermedades con mayor incidencia y exploraremos qué relación puede tener la microbiota con ellas. Analizaremos cómo la alteración de estas comunidades microbianas puede influir en la aparición y progresión de distintas patologías, e incluso qué se ha propuesto para su posible prevención y tratamiento.

Microbiota y obesidad: más allá de la comida

La primera patología es sin duda una de las más preocupantes de los últimos tiempos: la obesidad.

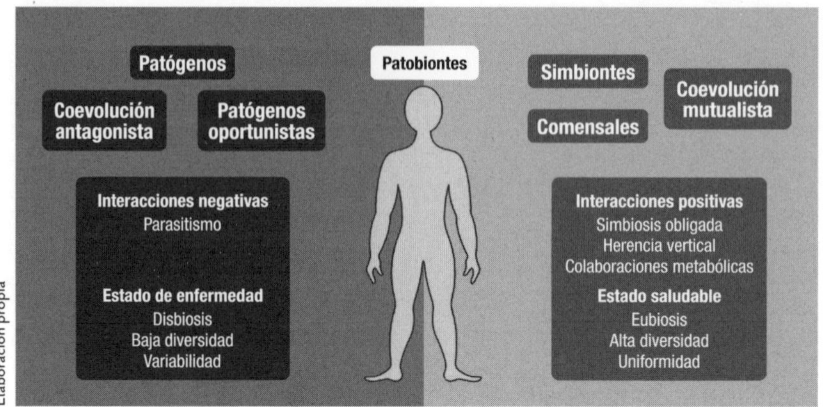

Relación entre la microbiota y el estado de salud del hospedador. La imagen ilustra las interacciones microbianas que pueden influir en la salud humana. En el lado izquierdo (rojo), predominan las interacciones negativas con patógenos y patobiontes que pueden llevar a un estado de enfermedad, caracterizado por disbiosis, baja diversidad y variabilidad microbiana. En contraste, el lado derecho (verde) muestra interacciones positivas con simbiontes y comensales, asociadas a la eubiosis, alta diversidad y uniformidad, reflejando un estado saludable. Los patobiontes, ubicados en el centro, pueden comportarse como benignos o patógenos dependiendo del contexto del hospedador.

La obesidad se ha convertido en uno de los mayores desafíos de los sistemas de salud pública de los países desarrollados. Según la Organización Mundial de la Salud (OMS), más de 1900 millones de adultos están clasificados como personas con sobrepeso u obesidad. Pero ¿qué significa exactamente ser obeso? No se trata solo de tener unos kilos de más, sino de una acumulación anormal o excesiva de grasa corporal que puede afectar gravemente a la salud. La obesidad no aparece de la noche a la mañana, ni tampoco solo por comer mucho o no hacer ejercicio.

Las causas de esta condición son más complejas y, hoy en día, los mecanismos no están del todo claros. Se habla de un componente genético, ya que se ha visto que hay personas que heredan genes que favorecen el almacenamiento de grasa; también de la falta de movimiento o ejercicio, que reduce el gasto calórico y favorece el aumento de peso; pero también del estrés oxidativo y la inflamación crónica, estados en los que el cuerpo produce más moléculas dañinas que afectan al metabolismo.

Sin embargo, es cierto que la causa más evidente sigue siendo el desequilibrio energético: consumir más calorías de las que se gastan. Este excedente de energía se almacena en el tejido adiposo y aunque este actúa de almacén, tiene un límite. Cuando se satura, las grasas (triglicéridos) comienzan a liberarse en la sangre, llegando a órganos como el hígado y el páncreas. Este proceso desencadena un círculo vicioso que incluye la resistencia a la insulina, donde las células dejan de responder correctamente a esta hormona, elevando los niveles de glucosa en sangre y favoreciendo la aparición de diabetes tipo 2; además cuando las células del tejido graso producen sustancias inflamatorias alteran aún más el equilibrio metabólico.

La inflamación crónica asociada a la obesidad no solo afecta al metabolismo, sino que también puede contribuir al desarrollo de enfermedades cardiovasculares (hipertensión, arteriosclerosis e infartos), síndrome metabólico (obesidad abdominal, presión arterial alta y niveles elevados de triglicéridos), e hígado graso no alcohólico, que cursa con acumulación de grasa en el hígado que puede dar origen a una cirrosis.

Un experimento que lo cambió todo: los trasplantes de microbiota y la obesidad

La obesidad fue uno de los primeros trastornos metabólicos en los que se estudió el posible papel de la microbiota. Aunque los primeros experimentos se realizaron en ratones, los resultados fueron tan impactantes que abrieron la puerta a nuevas líneas de investigación en humanos.

Para entender la magnitud del hallazgo, imagina dos grupos de ratones prácticamente «clones» entre sí: genéticamente homogéneos (hermanos de la misma camada), criados en las mismas condiciones, que comían lo mismo, bebían la misma cantidad de agua, estaban sometidos a los mismos ciclos de luz/oscuridad, realizaban el mismo ejercicio y dormían las mismas horas. La única diferencia entre ellos era su microbiota intestinal.

A uno de los grupos se le introdujo una pequeña cantidad de heces en el colon (conocido también como trasplante fecal) procedentes de individuos delgados. Al otro grupo de ratones se le realizó también un trasplante, pero esta vez con heces procedentes de individuos que presentaban obesidad. Al cabo de los meses, los ratones que recibieron las heces de los pacientes obesos incrementaron su peso, cosa que no hicieron los ratones que habían recibido las heces de los pacientes delgados.

El artículo generó mucha expectación y no tardaron en sucederse otros trabajos con la intención de reproducir estos resultados. Los investigadores más reacios decían que no eran válidos, porque los investigadores habían hecho un trasplante fecal de heces de humanos a ratones (lo que se conoce como xenotrasplante) y que, por tanto, pasar microorganismos típicos del ser humano a ratones podría haber afectado negativamente a los animales.

Al poco tiempo se publicó otro artículo donde se hizo un trasplante fecal entre ratones. En este caso, a uno de los grupos se le sometió a un tratamiento prolongado con antibióticos, con el fin de producirle disbiosis, mientras que el otro grupo actuó de control. Posteriormente, se hizo un trasplante fecal de cada grupo a otros ratones. Al cabo de unos meses, solo los ratones que recibieron el trasplante fecal de los ratones con la disbiosis inducida por antibióticos incrementaron su peso.

Estos experimentos, publicados entre 2013 y 2014, fueron pioneros en la demostración del posible papel de la microbiota en la obesidad. Desde entonces, el número de estudios sobre microbiota y enfermedades metabólicas ha crecido exponencialmente.

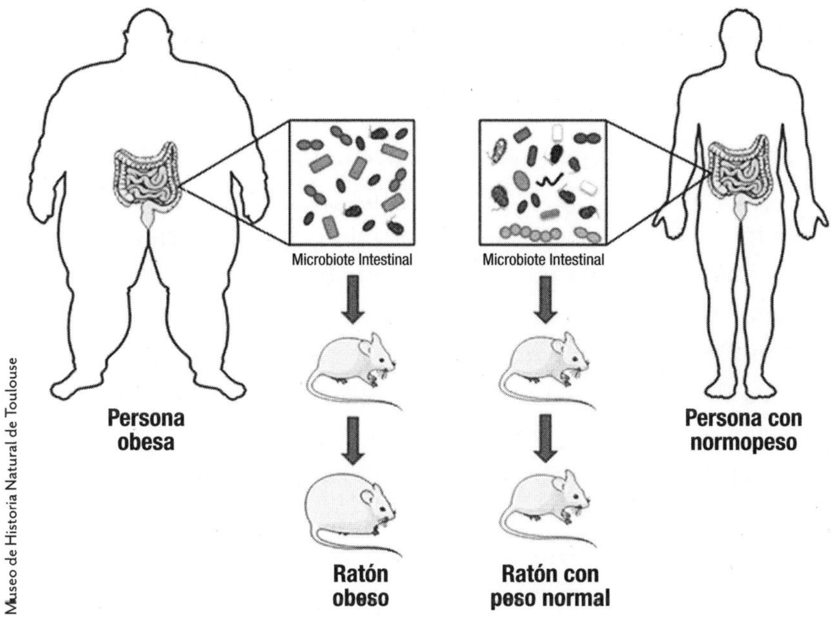

Esquema de trasplante fecal y obesidad.

Sin embargo, trasladar estos hallazgos a humanos sigue siendo un desafío. En un ratón de laboratorio podemos controlar muchos aspectos: lo que come, cuánto se mueve, sus horas de sueño y hasta su exposición a otros microorganismos. Pero los humanos somos mucho más «caóticos» y prácticamente es imposible poder homogeneizar todas las condiciones que también tienen impacto sobre la microbiota.

Nuestro ecosistema microbiano está influenciado por infinidad de factores: genética, dieta, hábitos de vida, medicamentos, entorno, patologías, etc. Además, en los estudios clínicos hay otro problema importante: la variabilidad entre individuos. No es fácil encontrar grupos de voluntarios que sigan exactamente la misma dieta, con hábitos de vida similares, sin patologías, etc. De modo que algunos estudios tienen pocos participantes, lo que limita su capacidad para detectar patrones generales.

También manipular la microbiota en humanos con fines experimentales plantea dilemas éticos. La mayoría de las veces se trabaja con microbiota fecal como un reflejo aproximado de lo que puede estar ocurriendo en el intestino, con las limitaciones que esto supone y que ya comentamos al principio del libro.

Sin embargo, ya sabemos muchas cosas. Por ejemplo, en personas con obesidad parecen existir patrones específicos en la microbiota intestinal, encontrando alteraciones en la relación *Firmicutes/Bacteroidetes*.

Los *Firmicutes* son un grupo de bacterias expertas en extraer energía de los alimentos, especialmente a partir de carbohidratos complejos. Más energía disponible significa más riesgo de acumular grasa. Este hecho parecía repetirse en personas obesas, pero no todos los estudios lo confirman. Esta falta de consenso u homogeneidad ocurre precisamente por lo que hemos comentado anteriormente.

Además, las personas obesas suelen tener un ecosistema intestinal menos diverso, lo que repercute en su capacidad para mantener un metabolismo equilibrado, quizá por seguir una dieta menos variada y enriquecida en grasas y azúcares.

Pero la microbiota no solo afecta en la cantidad de energía disponible sino en cómo se almacena, y los AGCC tienen mucho que decir aquí. El propionato estimula la quema de grasa en el intestino; el acetato favorece el almacenamiento de grasa y aumenta la producción de hormonas que estimulan el apetito, mientras que el butirato mejora la inflamación, pero en exceso puede alterar la microbiota beneficiosa. Este delicado equilibrio entre almacenar y quemar energía es clave para mantener un peso saludable.

Pero ¡cuidado!, porque la producción elevada de AGCC puede aumentar la inflamación y la absorción de energía. Porque no solo es importante que estén los microorganismos que tienen que estar, sino que se encuentren en la proporción correcta, ¡en el equilibrio está la virtud!

¿Tienes siempre mucha hambre?
¿Será culpa de la microbiota?

La microbiota no solo influye en cómo se procesan los nutrientes y cuánta energía o calorías se extraen de ellos, sino que también regula el apetito. Como veremos más adelante, el intestino y el cerebro están en constante comunicación a través de un eje que, como vimos, se conoce como eje intestino-cerebro, con una red de mensajeros (señales hormonales y nerviosas) que regulan el apetito y la saciedad. En la actualidad sabemos que existen hormonas que se producen en el intestino como el GLP-1 y el péptido YY, que mandan señales directamente (o a intermediarios) y le dicen al cerebro que es hora de dejar de comer.

La serotonina es otra molécula que se puede producir en el intestino y regula tanto el estado de ánimo como el hambre a través del sistema nervioso entérico. Otros metabolitos producidos por bacterias, como el lactato, pueden prolongar la sensación de saciedad después de comer.

Curiosamente, en personas con obesidad esta comunicación parece estar alterada. En estos individuos se han observado niveles más bajos de péptido YY, lo que les impide sentirse satisfechos o saciados después de las comidas. Además, algunas bacterias producen metabolitos inflamatorios que pueden interferir en la señalización normal del hambre, perpetuando un círculo vicioso.

¿Podemos modificar la microbiota
para combatir la obesidad?

Sin embargo, no está todo perdido. Actualmente hay trabajos científicos que intentan avanzar en el conocimiento de estrategias que permitan revertir estos procesos, y una de ellas está basada en nuestros maravillosos aliados: los microorganismos.

Se ha demostrado que ciertas bacterias tienen una función protectora contra la obesidad como *Akkermansia muciniphila,* que parece mejorar la barrera intestinal y reducir la inflamación; *Bifidobacterium,* que estimula la producción de AGCC y fortalece la barrera intestinal, o *Faecalibacterium prausnitzii,* que produce butirato y reduce la inflamación.

Otras bacterias, en cambio, están asociadas con la obesidad como *Staphylococcus aureus* y *Escherichia-Shigella,* cuyas endotoxinas (LPS) promueven la inflamación crónica, activando el sistema inmunitario e incrementando la resistencia a la insulina.

La producción de sustancias inflamatorias agrava la inflamación en tejidos adiposos, lo que a su vez hace que aumente la fabricación de moléculas que desregulan el metabolismo de grasas y azúcares.

Que haya unos u otros microorganismos depende de muchos factores, por supuesto, la dieta es uno de ellos, que condiciona qué seres microbianos van a hacer uso de esos nutrientes, promoviendo así su supervivencia y proliferación. Para complicar más las cosas, no solo es importante que estén los grupos bacterianos adecuados, sino que se mantengan en equilibrio con el resto y siempre en abundancias adecuadas.

El hidrógeno es un gas, también presente en el intestino, porque lo producen algunas bacterias intestinales cuando usan los carbohidratos y producen AGCC. En condiciones normales, este gas no se acumula porque lo usan otros microorganismos y lo trasforman, eliminándolo. Pero cuando se produce mucha cantidad, estas bacterias aumentan mucho su número, lo que incrementa aún más la producción de AGCC y, en consecuencia, la disponibilidad de calorías para el huésped.

Pero no solo eso. Cuando el hidrógeno se acumula puede ser utilizado también por otro grupo de bacterias que producen sulfuro de hidrógeno, un gas tóxico que inhibe la producción de AGCC y daña la mucosa intestinal.

Y si no está la microbiota... ¿qué pasa?

Se han realizado experimentos en ratones que han nacido sin microorganismos, gracias a que han nacido mediante cesárea, en un ambiente estéril. Son animales que no entran en contacto con ningún microorganismo al nacer. Además, durante el desarrollo se mantienen y crecen en un ambiente aséptico. Esto se consigue en jaulas/incubadoras especiales y proporcionándoles una comida y bebida esterilizada. Estos ratones, incluso cuando comen un 29 % más de alimento que los ratones que sí han desarrollado una microbiota, acumulan solo un 42 % de la grasa corporal, lo que levanta serias sospechas de que la microbiota puede mediar, y bastante, en estos procesos.

Estos experimentos demuestran que la microbiota desempeña un papel esencial en la eficiencia energética y en el almacenamiento de grasa. También se observó que presentaban menor peso porque eliminaban el doble de calorías en las heces, mostrando que la microbiota, de nuevo, mejora la eficiencia energética.

Examinando en profundidad la microbiota de los ratones obesos, se ve que presenta una mayor abundancia de enzimas clave que facilitan la extracción de energía de los alimentos. Estas enzimas son como «tijeras» que cortan ciertas moléculas en otras más pequeñas, que pueden seguir siendo aprovechadas por otros microorganismos.

Por ejemplo, una tijera muy conocida es la beta-galactosidasa, que está implicada en la degradación de la lactosa. Esta enzima rompe la lactosa en glucosa y galactosa, dos azúcares que pueden seguir utilizándose para obtener energía. Por otro lado, la alfa-galactosidasa facilita la digestión de carbohidratos complejos como la rafinosa, que la «corta» en galactosa, glucosa y fructosa, que son moléculas más simples.

Cuando no están estas «tijeras», los carbohidratos complejos no se degradan lo suficiente durante su paso por el intestino delgado y llegan intactos al colon, donde no pueden ser completamente aprovechados y son eliminados por las heces sin «haberle sacado todo el partido energético».

Sin embargo, no nos llevemos una mala impresión de estas «tijeras». Tanto nuestra microbiota como nuestro organismo producen estas enzimas, y son indispensables para digerir carbohidratos presentes en legumbres y verduras. Cuando las enzimas no están en cantidad suficiente, los carbohidratos no digeridos llegan al colon, donde son utilizados por las bacterias intestinales generando hidrógeno, dióxido de carbono y metano, los principales responsables de la hinchazón y gases.

Un vistazo a la evolución: ¿una microbiota diseñada para la escasez?

Está claro que la microbiota es esencial en la eficiencia de la extracción y almacenamiento de energía a partir de los alimentos. Esto, hoy día, nos puede parecer un fastidio, porque nos gusta comer y la obesidad puede convertirse en una de las principales preocupaciones de salud.

Sin embargo, desde un punto de vista evolutivo tiene sentido. Nuestros ancestros no tenían supermercados ni refrigeradores. Conseguir alimento era una lucha diaria, por lo que contar con una microbiota eficiente en extraer hasta la última caloría de los alimentos era una ventaja evolutiva para la supervivencia.

Hoy día, sin embargo, vivimos en un entorno de sobreabundancia de alimentos ultraprocesados, donde esa eficiencia metabólica se ha convertido en una desventaja, favoreciendo el sobrepeso y la obesidad.

Ya sabemos que los microorganismos de nuestra microbiota están vivos, se alimentan de nuestra comida, ¡y no solo! Nuestra microbiota también digiere productos que no pueden ser procesados directamente por nuestro organismo, como el moco, células muertas y saliva, facilitando la eliminación de desechos.

Ya sean componentes de la dieta o no, la microbiota los procesa y genera metabolitos fruto de su actividad celular, los cuales pasan a la sangre. Se estima que aproximadamente el 10 % de los metabolitos presentes en el torrente circulatorio son de origen microbiano. ¡Para que digan que la microbiota no influye!

¿Y qué hacen una vez que están en la sangre? Circulan arrastrados por el flujo sanguíneo hasta que encuentran algo a lo que unirse.

Por ejemplo, en la superficie de nuestras células hay una serie de receptores, como el GPR41, al que puede unirse el acetato. Cuando se produce esa unión, empieza a generarse leptina, que viaja hasta el hipotálamo. Entonces la ingesta de alimentos comienza a reducirse, al inhibirse la liberación del neuropéptido Y (NPY), una molécula que promueve el hambre.

Además, la activación de GPR41 incrementa la tasa metabólica del huésped, favoreciendo el gasto energético.

Otro receptor importante es GPR43, el cual también se une al acetato. Su activación disminuye la liberación de ácidos grasos libres al plasma, modulando el metabolismo de las grasas. Favorece la producción de sustancias antimicrobianas, que regulan la microbiota, regula el sistema inmunitario y reduce la inflamación, manteniendo un equilibrio saludable.

Por otro lado, el receptor GPR109A es el «preferido» del butirato y ejerce una labor importante en la reducción de la inflamación sistémica y en el mantenimiento de un entorno intestinal saludable.

Además, nuestra querida barrera intestinal también sufre alteraciones en estado de disbiosis, obesidad o inflamación crónica. En estos casos, esas proteínas de las que hablamos en el capítuloanterior y que forman parte de la cremallera que mantiene unidas las células del intestino se alteran, se rompen y ya no cumplen su función, lo que causa que aumente la permeabilidad intestinal. Esto permite el paso de moléculas que pueden provocar inflamación sistémica, todo lo contrario de lo que se ha visto que ocurre en personas que no presentan obesidad.

¿Y qué ocurre tras la cirugía bariátrica?

El *bypass* gástrico restringe la cantidad y el tipo de alimento que puede ingerirse cuando se reduce el tamaño del estómago. Además, limita la absorción de nutrientes al «saltarse» (se *bypassea*) una zona del intestino delgado (aunque el intestino se adapta con el tiempo y aumenta su capacidad de absorción en las zonas restantes). Pero estos cambios tienen un impacto directo en la composición y función de la microbiota intestinal, reconfigurándola.

La pérdida de peso tras la cirugía varía entre individuos, pero, en promedio, los pacientes pierden entre un 30-40 % del peso corporal total en el primer año y la grasa corporal se reduce en un 45 %. La nueva microbiota que se establece después de la cirugía reduce la capacidad de recolectar energía de la dieta y modula la producción de metabolitos como el AGCC, que regulan el gasto energético y el metabolismo de los lípidos, lo que contribuye aún más a la pérdida de peso.

¿Puede la obesidad ser contagiosa?

Para seguir probando la conexión de la microbiota con la obesidad, vamos a comentar el caso de la mujer que aumentó de peso tras recibir heces para restablecer su microbiota.

En 2015, los médicos de un hospital en EE. UU. atendieron un caso que desafió todo lo que creíamos saber sobre la obesidad. Una mujer de treinta y dos años, sin obesidad tuvo que someterse a un trasplante fecal para tratar una infección recurrente por *Clostridium difficile*, una bacteria que puede causar graves problemas intestinales. El trasplante fecal significa lo que estás pensando. Es pasar heces de un donante sano a otra persona con el fin de modificar su microbiota. Esto no es ninguna locura, desde el punto de vista científico. Ya lo veremos con más detalle en el capítulo correspondiente.

Para su trasplante, los médicos utilizaron las heces de un donante muy cercano: su hija de dieciséis años, quien en ese momento tenía sobrepeso (hecho que entonces no se consideró como un factor relevante para el trasplante). La idea era simple: repoblar su intestino con una microbiota saludable para combatir la infección. Lo que nadie esperaba era lo que ocurrió después. En los meses siguientes, la mujer comenzó a ganar peso rápidamente, sin haber realizado cambios significativos en su dieta ni en su actividad física.

En menos de un año, había ganado 15 kg y había pasado a ser clínicamente obesa. Si bien no había cambios evidentes que explicaran el aumento de peso, la principal diferencia en su microbiota fue el trasplante fecal, lo que llevó a los médicos a considerar su posible influencia.

Este caso fue publicado y encendió el debate sobre si el trasplante de microbiota fecal debería tener en cuenta el peso del donante, algo que antes no se consideraba importante.

Desde entonces, los investigadores han empezado a estudiar si ciertos tipos de microbiota pueden favorecer el aumento o la pérdida de peso, y si, en el futuro, podríamos diseñar trasplantes de microbiota como un tratamiento para la obesidad.

LOS ASTRONAUTAS Y LA MICROBIOTA QUE DESAFÍA LA GRAVEDAD

¿Quién quiere viajar al espacio? Quizá esta pregunta hace unas décadas era algo de ciencia ficción o únicamente reservado para los astronautas, pero tal y como está avanzando la ingeniería espacial… quién no nos dice que en un futuro podamos viajar fuera del planeta Tierra. Si esto es así, vamos a tener que vigilar nuestra microbiota.

Cuando los astronautas viajan al espacio, su cuerpo sufre numerosos cambios: pérdida de masa muscular, debilitamiento óseo y alteraciones en el metabolismo. Pero uno de los aspectos más sorprendentes es cómo la microbiota intestinal también se ve afectada por la falta de gravedad y la dieta espacial.

En 2019 se publicó un estudio realizado por la NASA basado en el análisis de la microbiota de Scott Kelly, un astronauta que pasó casi un año entero en el espacio. Esta microbiota se comparó con la de su hermano gemelo Mark Kelly, quien había permanecido en la Tierra. Lo que encontraron fue sorprendente: la composición bacteriana de Scott había cambiado drásticamente durante su estancia en el espacio, con

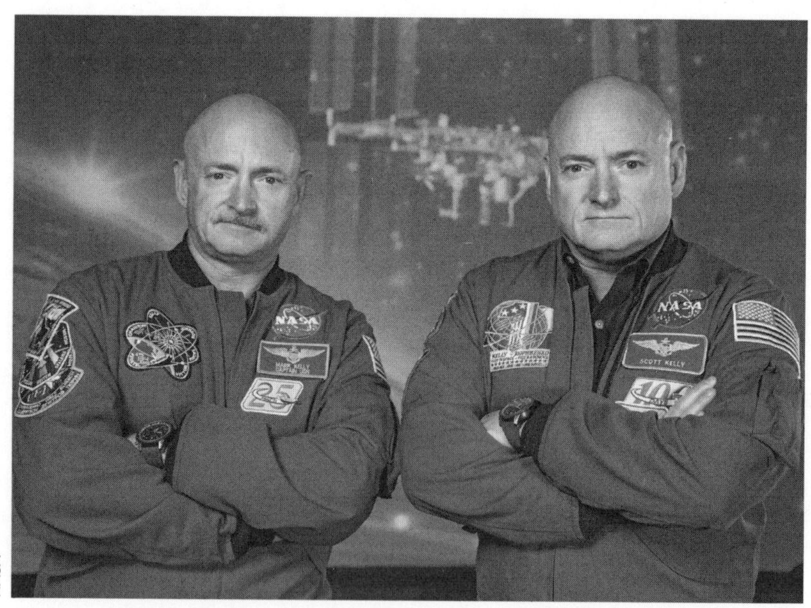

Fotografía de los gemelos y astronáutas Mark y Scott Kelly.

una reconfiguración que presentaba un aumento de ciertos microorganismos asociados con la inflamación.

Pero lo más interesante fue que su metabolismo también cambió. A pesar de que Scott tenía una dieta diseñada para mantener su peso, su cuerpo comenzó a responder de manera diferente a los alimentos, su metabolismo y su respuesta inmunitaria se alteraron, lo que podría explicar por qué algunos astronautas pierden peso inexplicablemente en el espacio, mientras que otros lo ganan sin haber cambiado su dieta.

Este hallazgo ha llevado a la NASA a estudiar si modificar la microbiota antes de un vuelo espacial podría ayudar a los astronautas a mantener su peso y su salud metabólica en viajes cósmicos prolongados. Y ya se están explorando dietas específicas y probióticos para cuidar la salud intestinal... ¡en el espacio!

SIBO... O CÓMO LA MICROBIOTA NOS HACE SENTIR COMO UN GLOBO

En el momento actual, el SIBO se ha vuelto un tema popular, en gran parte debido a su difusión en redes sociales. Este acrónimo hace referencia al «sobrecrecimiento bacteriano en el intestino delgado» (pero con sus siglas en inglés). Esta condición se debe a un sobrecrecimiento o proliferación anormal de bacterias en el intestino delgado, que, de algún modo, bien sea migrando desde el intestino grueso, o bien porque crecen en exceso en el intestino delgado, desencadenan síntomas como hinchazón, gases excesivos, dolor abdominal, diarrea o estreñimiento crónico, y en algunos casos pueden existir deficiencias nutricionales debido a una mala absorción de vitamina B12 o hierro.

¿Y cuáles son las causas? Entre los motivos que parecen estar detrás del SIBO se encuentra una motilidad intestinal ineficiente, ya que el movimiento peristáltico del intestino empuja los residuos y las bacterias hacia el colon, evitando su acumulación en el intestino delgado. También puede ser debido a una menor producción de ácidos biliares y jugos gástricos que controlen la proliferación bacteriana, e incluso a un mal funcionamiento de las válvulas que permiten el retroceso de bacterias del colon al intestino. No obstante, también se ha relacionado con una baja producción de ácidos en el estómago o un exceso de administración de antiácidos (que permite la supervivencia de las bacterias), el uso excesivo y prolongado de antibióticos (permite que bacterias oportunistas colonicen), o incluso como una consecuencia de cirugías abdominales.

Este sobrecrecimiento bacteriano genera un círculo vicioso que altera aún más la microbiota intestinal, promoviendo la inflamación y afectando a la microbiota tanto del intestino delgado como del colon.

Pese a que muchos *influencers* parecen tener la fórmula mágica para el diagnóstico o tratamiento del SIBO, desde el punto de vista científico las cosas no están tan claras. Primero, porque no se sabe cuál es la microbiota que está presente en condiciones saludables en el intestino delgado. Segundo, las principales sospechosas aparecen también en personas que no tienen SIBO. Tercero, no sabemos si el SIBO es, incluso, consecuencia de otras enfermedades del sistema digestivo (celiaquía o enfermedades inflamatorias intestinales). Cuarto y último, los métodos de diagnóstico no invasivos que se utilizan habitualmente pueden dar resultados incorrectos.

Además, no siempre es culpa de las bacterias, ni el SIBO ocurre exclusivamente en el intestino delgado. Existen otros trastornos relacionados, como el LIBO (sobrecrecimiento bacteriano en el intestino grueso), SIFO (sobrecrecimiento fúngico en el intestino delgado) e IMO (sobrecrecimiento de metanógenos intestinales). Y acabar con ese sobrecrecimiento a veces, no es tan sencillo como usar antibióticos.

Pese a que el SIBO se corresponde con una sintomatología muy molesta y que afecta a la calidad de vida de las personas que lo padecen, la ciencia y la medicina está aún lejos de dar respuesta a tantas incógnitas. Las redes sociales han difundido mucha información a menudo sin tener el suficiente respaldo científico.

Por eso, antes de creer cualquier cosa de Internet, de gastar dinero en suplementos milagrosos o automedicarse porque «tengo todos los síntomas» es mejor acudir a un profesional de la salud, que evalúe cada caso de manera individual y, sobre todo, que descarte otras patologías que sí tienen diagnóstico y tratamiento claro.

La microbiota es compleja y, aunque pueda hacernos sentir «como un globo», no siempre la solución es tan sencilla como parece en las redes sociales.

MICROBIOTA Y DIABETES TIPO 2: UNA RELACIÓN DULCE PERO PELIGROSA

Al igual que la obesidad, la diabetes se ha convertido en otra prioridad de los sistemas sanitarios de los países desarrollados. Según la OMS, la diabetes es una enfermedad que ha experimentado un incremento significativo en las últimas décadas, pasando de afectar a 108 millones de personas en 1980 a 537 millones en 2021.

En 2014, el 8,5 % de los mayores de 18 años padecían diabetes. En 2019, esta afección fue la causa directa de 1,5 millones de defunciones y, de todos los fallecidos por diabetes, el 48 % tenía menos de 70 años. Además, otras 460 000 personas fallecieron a causa de la nefropatía diabética, mientras que la hiperglucemia ocasionó alrededor del 20 % de las defunciones por causas cardiovasculares.

Esta enfermedad es una de las principales causas de complicaciones graves de salud, como ceguera, insuficiencia renal, infarto de miocardio, accidentes cerebrovasculares y amputaciones de miembros inferiores.

La diabetes de tipo 1 (también conocida como diabetes insulinodependiente, juvenil o de inicio en la infancia) consiste en una destrucción autoinmune de las células del páncreas encargadas de la producción de insulina y, por tanto, debe administrarse diariamente. Todavía no se conoce la causa exacta de este tipo de diabetes, aunque se sospecha que hay factores genéticos y ambientales detrás. Tampoco se sabe cómo prevenirla.

En cambio, la diabetes de tipo 2 se caracteriza por una resistencia a la insulina (es decir, no es que no se produzca, sino que las células del cuerpo no responden a su presencia). La insulina «les indica» a las células que hay azúcar en sangre y que deben utilizarla. Cuando esto no ocurre, aumentan las concentraciones de azúcar en la sangre si no se trata.

Con el tiempo, la diabetes de tipo 2 puede causar daños graves en el organismo, sobre todo a los nervios y los vasos sanguíneos. No obstante, este tipo de diabetes puede prevenirse en muchos casos adoptando hábitos de vida saludables. Entre los principales factores de riesgo están el sobrepeso, el sedentarismo y la predisposición genética.

También puede ocurrir que haya un deterioro de la tolerancia a la glucosa y una alteración de la glucemia en ayunas. Esto sería un estado de transición entre la normalidad y la diabetes, pero supone un mayor riesgo de que a largo plazo se desarrolle diabetes de tipo 2.

Una dieta equilibrada, la práctica regular de ejercicio físico, el mantenimiento de un peso adecuado y evitar el consumo de tabaco son estrategias efectivas para prevenir la diabetes tipo 2, o retrasar su aparición. Además, el manejo adecuado de la enfermedad incluye el uso de medicación y el monitoreo periódico mediante pruebas médicas. Pero ¿qué pasaría si cuidásemos también la microbiota?

Admitámoslo, la microbiota está en el punto de mira. Primero, porque se ha visto que hay cambios en la composición bacteriana, que hacen que desciendan o desaparezcan bacterias productoras de AGCC, al tiempo que aumentan las bacterias involucradas en el estrés oxidativo y la inflamación.

Precisamente, una de las características de la diabetes de tipo 2 es la presencia de un estado inflamatorio asociado a LPS que vuelven «loco» a nuestro sistema inmunitario. Estas moléculas fomentan la inflamación y dificultan la unión de la insulina con sus receptores celulares. Como resultado, las células pierden sensibilidad a la insulina (es decir, que no se enteran de que está la insulina diciéndoles que tienen que retirar el azúcar), lo que impide que se absorba la glucosa de la sangre de forma eficiente.

Los niveles de endotoxinas en sangre son más elevados en personas que suelen tener dietas ricas en grasas, ya que este tipo de alimentación favorece el crecimiento de bacterias productoras de LPS.

Y lo más extraordinario es que, cuando los LPS extraídos y purificados en el laboratorio se inoculan a ratones, se ha visto que el hígado se vuelve resistente a la insulina e incrementa la cantidad de tejido adiposo. Esto es una prueba muy importante de que estas moléculas bacterianas influyen en los procesos metabólicos.

Sin embargo, disminuyen bacterias beneficiosas como *Bifidobacterium,* capaces de modular esa inflamación. Su disminución está asociada también al incremento de la secreción de GLP1 y péptido YY en el intestino, que disminuiría esa resistencia inicial a la insulina.

También se ha visto que las personas diabéticas tienen alteradas las cantidades de AGCC, los cuales se ha comprobado que son importantes en la regulación del peso corporal, la ingesta de alimentos y el metabolismo.

Otro de los factores en los que influye la microbiota es la producción de ácidos biliares secundarios. Los ácidos biliares primarios se sintetizan en la bilis, se vierten al intestino y son necesarios e importantísimos para llevar a cabo la digestión y la absorción de grasas. La mayoría de los ácidos biliares primarios se modifican en el intestino y se reabsorben de nuevo; sin embargo, alrededor de un 5 % de estos ácidos no se reabsorben y llegan al intestino grueso, donde son transformados en ácidos biliares secundarios por la acción de bacterias intestinales. Los ácidos biliares secundarios interaccionan con células de muchos tejidos, los cuales generan varios efectos beneficiosos como favorecer el gasto energético, mejorar la producción y la sensibilidad a la insulina, estimular el metabolismo del azúcar o regular los niveles de glucosa en sangre.

Se ha observado que los sujetos con sobrepeso y diabetes tipo 2 tienen niveles más bajos de ácidos biliares secundarios en comparación con individuos sanos, lo que sugiere una relación entre la composición de la microbiota, los ácidos biliares secundarios y las alteraciones metabólicas asociadas con estas condiciones.

Las bacterias «buenas» necesitan vitaminas

Las vitaminas también desempeñan un rol importante en la interacción entre la microbiota y el metabolismo. Por ejemplo, la colina es un nutriente esencial que, aunque no es una vitamina, se considera similar a las del grupo B y desempeña un papel clave en diversas funciones del cuerpo humano.

Aunque el cuerpo puede sintetizar pequeñas cantidades de colina en el hígado, la mayor parte proviene de la dieta, y es esencial para el metabolismo de las grasas y el funcionamiento de este órgano.

Sin embargo, algunas bacterias intestinales son capaces de degradarla. El problema no es solo que la colina deje de estar disponible para cumplir sus funciones, sino que los productos finales de su degradación, como el trimetilamina-N-óxido (TMAO), se han asociado con enfermedades cardiovasculares al promover la acumulación de lípidos en las arterias. Además, niveles elevados de TMAO también se han detectado en personas con diabetes.

Pero ¡hay una ladrona de vitamina en el organismo! Se trata de *Faecalibacterium prausnitzii,* una bacteria intestinal con propiedades antiinflamatorias que los investigadores han descubierto que, en ciertas condiciones, puede degradar la niacina (vitamina B_3), un nutriente clave en la regulación del metabolismo energético.

Cuando la microbiota está en desequilibrio, la degradación excesiva de niacina puede reducir su disponibilidad en el organismo, afectando el metabolismo de la glucosa y contribuyendo a la resistencia a la insulina.

Antibióticos, microbiota y diabetes: un triángulo complejo

Se han realizado experimentos en los que se han usado distintos antibióticos (como la combinación de ampicilina y neomicina) en ratones obesos y sometidos a una dieta rica en grasas. Se ha visto que estos antibióticos pueden reducir la cantidad de microorganismos implicados en la diabetes y la obesidad, provocando una reducción de peso y la inflamación en los ratones.

Sin embargo, es importante señalar que estos resultados provienen de estudios en ratones y que, actualmente, no hay evidencia suficiente para aplicar estos hallazgos en humanos. Además, el uso no justificado de antibióticos promueve la aparición de resistencias bacterianas a antibióticos, lo que podría hacer que en el futuro dejen de ser eficaces para tratar infecciones.

Es fundamental aclarar que no se está planteando el uso de antibióticos como estrategia para la pérdida de peso. Lo que se ha observado es que eliminar ciertos grupos bacterianos a través de modificaciones en la microbiota provoca efectos interesantes que pueden ayudar a aportar luz a estos procesos.

Por ello, el enfoque se centra en buscar alternativas más seguras, como la modificación de la dieta o el uso de «-bióticos» para poder influir en la microbiota de manera beneficiosa.

Metformina y microbiota: la unión hace la fuerza

La metformina es uno de los medicamentos más usados para tratar la diabetes tipo 2, pero durante años los científicos no entendían del todo por qué funcionaba tan bien.

Recientemente, se descubrió que la metformina no solo disminuye la producción de glucosa en el hígado, sino que modifica la microbiota intestinal en cuestión de 24 horas. Los resultados más llamativos fueron el incremento de bacterias beneficiosas como *Akkermansia muciniphila*, que mejoran la barrera intestinal y reducen la inflamación, y el aumento de microorganismos productores de AGCC, que mejoran la sensibilidad a la insulina y regulan los niveles de glucosa en sangre.

Otro hallazgo interesante fue que, en estudios con ratones diabéticos, la metformina perdió gran parte de su efecto cuando se administró en animales cuya microbiota había sido eliminada con antibióticos. Esto podría sugerir que parte de su eficacia se debe a que reconfigura la microbiota intestinal para mejorar el metabolismo.

MICROBIOTA Y SISTEMA NERVIOSO. ¡NO ME ALTERES!

Un experimento realizado en 2011 por científicos del Instituto Karolinska de Suecia mostró que los ratones sin microbiota intestinal tenían comportamientos muy peculiares. Mientras que los ratones con microbiota reaccionaban con cautela ante situaciones nuevas, los ratones sin microbiota mostraban un comportamiento más audaz y exploraban su entorno sin miedo.

Cuando se analizó su cerebro, los investigadores encontraron que estos ratones tenían niveles alterados de algunos neurotransmisores clave en la regulación del estrés y la ansiedad. Para confirmar la relación con la microbiota, los científicos trasplantaron bacterias intestinales de ratones con microbiota normal a ratones sin microbiota, y en poco tiempo estos mostraron un comportamiento más reservado y cauteloso.

La relación entre la microbiota intestinal y el sistema nervioso es un tema de gran interés en la ciencia moderna, ya que ambos están estrechamente conectados a través del eje intestino-cerebro. Este eje implica una comunicación bidireccional entre la microbiota del intestino y el sistema nervioso central (SNC), mediada por señales de tipo neuronal, endocrino e inmunitario.

Hoy en día se sabe que la microbiota intestinal tiene una labor crucial en la maduración y desarrollo del sistema nervioso central, especialmente durante las primeras etapas de la vida. Además, su desequilibrio o disbiosis puede tener implicaciones en diversas enfermedades neurológicas y trastornos psicológicos, como ansiedad, depresión, déficit cognitivo, percepción del dolor e incluso trastornos del espectro autista.

Por otro lado, las alteraciones en el sistema nervioso también pueden afectar a la microbiota intestinal, creando un círculo vicioso que contribuye al desarrollo de enfermedades funcionales gastrointestinales, como el síndrome del intestino irritable o enfermedades inflamatorias intestinales como la colitis ulcerosa y la enfermedad de Crohn.

Pero vamos por partes. ¿Qué significa un eje intestino-cerebro? Con ello nos referimos a una compleja red de comunicación bidireccional que conecta el sistema nervioso central con el sistema nervioso del intestino (o entérico). Esta conexión es esencial en el control de múltiples funciones fisiológicas y en la interacción entre el cerebro y el intestino.

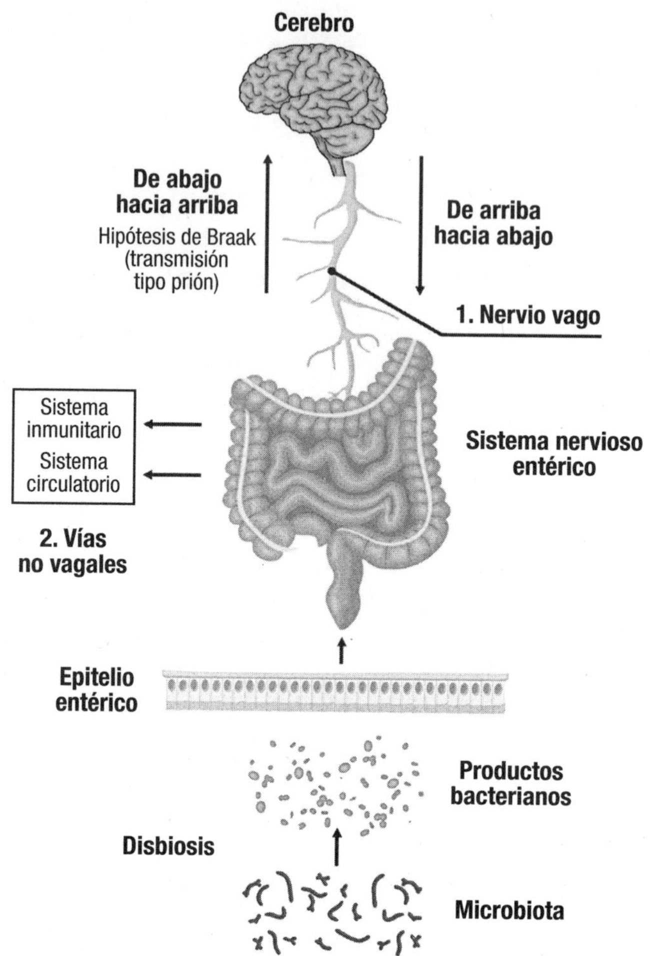

Comunicación intestino-cerebro: la microbiota intestinal influye en el cerebro a través del nervio vago, el sistema inmunitario y la circulación, destacando su papel en el sistema nervioso. (Fuente: Natale, Gianfranco, Larisa Ryskalin, Gabriele Morucci, Gloria Lazzeri, Alessandro Frati, and Francesco Fornai. 2021. «The Baseline Structure of the Enteric Nervous System and Its Role in Parkinson's Disease» *Life* 11, no. 8: 732. https://doi.org/10.3390/life11080732)

El sistema nervioso entérico es una parte del sistema nervioso autónomo y regula procesos clave como la motilidad intestinal, la secreción de ácidos, la función de la barrera epitelial, la permeabilidad intestinal y las respuestas inmunitarias de la mucosa.

El eje intestino-cerebro no solo implica una comunicación llevada a cabo por neuronas, sino que también integra señales neuroendocrinas e inmunológicas que tienen efectos tanto en el sistema digestivo como en el sistema nervioso central.

¿Qué significa eso de señales neuroendocrinas?

Son señales o mensajes químicos que el cerebro y las glándulas endocrinas (estructuras especializadas del cuerpo que producen y secretan sustancias necesarias para diversas funciones fisiológicas) envían al resto del cuerpo, regulando ciertas funciones fisiológicas. Por ejemplo, cuando estás estresado, tu cerebro les dice a tus glándulas suprarrenales que liberen cortisol, una hormona que ayuda a tu cuerpo a reaccionar ante situaciones de emergencia.

Por otro lado, las señales inmunológicas son mensajes enviados por el sistema inmunitario para proteger al cuerpo de infecciones o daños. Por ejemplo, si hay una inflamación en el intestino, el sistema inmunitario puede enviar señales para combatir lo que está causando el problema.

En el eje intestino-cerebro esto significa que el intestino puede influir en el cerebro y viceversa, mediante hormonas y otras moléculas que regulan aspectos como el estado de ánimo, la digestión y la respuesta al estrés.

Por ejemplo, la microbiota intestinal produce metabolitos y precursores de neurotransmisores como serotonina, GABA, dopamina y catecolaminas, que influyen en la comunicación entre el intestino y el cerebro.

A través de la modulación del triptófano, los AGCC y ciertas moléculas inflamatorias, la microbiota puede afectar a la función cerebral y la comunicación en el eje intestino-cerebro.

Existen múltiples ejemplos que demuestran la influencia de este eje en el comportamiento y la fisiología. Un ejemplo de esta interacción es el p-cresol, un compuesto producido en el intestino grueso por bacterias que degradan proteínas de los alimentos. Se ha demostrado que el p-cresol puede inducir conductas de ansiedad en modelos animales.

El nervio vago, ¡que de vago no tiene nada!

El nervio vago es uno de los nervios más largos y complejos del cuerpo humano. Es una parte crucial del sistema nervioso autónomo y controla funciones involuntarias esenciales para la vida, como la digestión y la frecuencia cardiaca.

Su nombre, «vago», proviene del latín *vagus* y significa 'errante', debido a su recorrido extenso y ramificado por el cuerpo. Este nervio es fundamental en la comunicación rápida y directa entre el intestino y el cerebro, actuando como un canal que recibe, pero también emite señales.

Además, la actividad del nervio vago influye en la microbiota intestinal, regulando su equilibrio y contribuyendo a la interacción entre el intestino y el cerebro. Existen moléculas que promueven la inflamación que pueden incrementar la permeabilidad de la barrera epitelial intestinal, y como consecuencia, estas y otras señales inflamatorias de la microbiota ahora pueden viajar al sistema nervioso central. Por si fuera poco, esto también afecta a la barrera hematoencefálica, que ve alterada su permeabilidad y como consecuencia facilita la entrada de moléculas que podrían perjudicar al cerebro.

Sin embargo, no solo los metabolitos bacterianos proinflamatorios influyen en la comunicación entre la microbiota intestinal y el sistema nervioso. También existen otros compuestos que participan en la transmisión de señales, regulando funciones como el estado de ánimo, la memoria y otros procesos cerebrales.

Por ejemplo, uno de los más conocidos es el glutamato, que es un «mensajero» excitador producido por ciertas bacterias. Es muy importante en la activación neuronal, favoreciendo la comunicación entre las células del cerebro. Otro compuesto relevante es el butirato, que tiene propiedades antidepresivas y neuroprotectoras.

La serotonina, conocida como el «neurotransmisor de la felicidad», se produce en el intestino (¡más del 90 %!) y se encarga de regular el estado de ánimo o el sueño (a través de la producción de melatonina), entre otros.

El ácido láctico también es producido por bacterias. Una vez en el cerebro, puede metabolizarse y convertirse en otra molécula que será utilizada por las neuronas como fuente de energía. También contribuye a la plasticidad sináptica y al desarrollo de la memoria.

¿Y las vitaminas? Como ya hemos mencionado, algunas bacterias intestinales producen vitaminas esenciales, como el ácido fólico (vitamina B_9). Esta vitamina, en su forma activa, puede atravesar la barrera hematoencefálica y desempeñar un papel clave en la salud mental y la regulación del estado de ánimo. Su déficit se ha asociado con un mayor riesgo de depresión.

Estos son algunos de los metabolitos beneficiosos, pero cuando la microbiota entra en disbiosis, pueden producirse moléculas con efectos negativos. Un ejemplo es el indol, un compuesto de origen bacteriano que puede favorecer el desarrollo de síntomas depresivos y otros trastornos del estado de ánimo si su metabolismo se altera. Por tanto, a través de su conexión con el nervio vago, la microbiota tiene la capacidad de alterar la actividad de los neurotransmisores en el cerebro, afectando la química cerebral, el estado de ánimo y el comportamiento, pero… ¿qué bacterias están detrás de los metabolitos que median esos procesos?

Una de ellas es la ya famosa *Bifidobacterium,* una bacteria capaz de producir GABA, un «mensajero» inhibidor que ayuda a regular el estrés y la ansiedad. También genera vitaminas esenciales como varias del complejo B y la K, que son fundamentales para el sistema nervioso.

Lactobacillus es capaz de sintetizar acetilcolina, otro «mensajero» clave, además de GABA. Estas bacterias también contribuyen a la producción de vitaminas del grupo B y K, al igual que las anteriores.

Por su parte, *Escherichia coli* puede producir serotonina y dopamina, que están relacionadas de alguna manera (aunque de forma indirecta) con la regulación del estado de ánimo, la recompensa y el placer a través del eje intestino-cerebro.

Bacteroides fragilis es capaz de generar compuestos que se han asociado con una reducción de los niveles de ansiedad. Por otro lado, *Lactobacillus casei* tiene efectos antiinflamatorios en el intestino, lo que podría contribuir a una disminución de los síntomas de depresión al reducir la inflamación sistémica, un factor vinculado con trastornos del estado de ánimo.

Como hemos comentado antes, muchos de los metabolitos (y, por tanto, componentes de la microbiota) parecen tener relación o influir en procesos relacionados con la depresión.

MICROBIOTA Y DEPRESIÓN: LA QUÍMICA SECRETA

La depresión es un trastorno de salud mental frecuente que afecta aproximadamente al 11-15 % de la población mundial. Es un trastorno complejo en el que intervienen múltiples factores de riesgo. Uno de los principales problemas es que el 35 % de los pacientes con depresión puede desarrollar tolerancia a ciertos fármacos antidepresivos, lo que dificulta además su efectividad a largo plazo.

Los últimos estudios han señalado una fuerte correlación entre la dieta, la microbiota y la salud mental. Por ejemplo, se ha observado que dietas saludables, como la noruega, la japonesa y la mediterránea, están asociadas con un menor riesgo de depresión. En contraste, la depresión puede influir en las preferencias alimenticias, inclinando a las personas hacia el consumo de alimentos más grasos y dulces.

Desde el punto de vista biológico, la depresión se ha relacionado con un estado de inflamación crónica en el organismo. Esto incluye un desequilibrio en los metabolitos intestinales, con una reducción de aquellos con efectos beneficiosos y un aumento de otros relacionados con procesos inflamatorios y neurotóxicos. Además, se observa un aumento en las moléculas relacionadas con la inflamación, que pueden afectar la salud cerebral.

Se ha observado que la alteración de la microbiota y la pérdida de su diversidad pueden estar vinculadas con el desarrollo de síntomas depresivos. En estudios con animales, se ha encontrado que dietas altas en azúcar, grasas y el uso de antibióticos pueden disminuir los niveles de bacterias beneficiosas y aumentar bacterias asociadas con efectos negativos en la salud mental. Un aspecto importante es que el desequilibrio en la microbiota puede llevar a una alteración en la producción de compuestos clave como la dopamina y el GABA.

Una bacteria llamada *Christensenella minuta* modula la producción de serotonina. Además, puede reducir la sobreproducción de corticosterona inducida por el estrés, lo que podría disminuir la vulnerabilidad al estrés y síntomas depresivos. Otros estudios sugieren igualmente que el uso de probióticos y prebióticos podría mejorar los síntomas de la depresión. Sin embargo, la mayoría de las evidencias disponibles provienen de estudios preclínicos, realizados en modelos animales. En humanos, los estudios aún son limitados y no suficientemente representativos debido a tamaños muestrales reducidos y de poca diversidad poblacional. No obstante, la depresión no solo afecta al estado del ánimo, sino que también puede manifestarse con síntomas gastrointestinales, como estreñimiento, malestar abdominal, vómitos y náuseas, lo que refuerza su conexión con el eje intestino-cerebro.

Una dieta mediterránea, rica en vitamina B_{12}, vitamina D y sustancias antiinflamatorias, ha mostrado beneficios en la reducción de los síntomas depresivos. Esta dieta se caracteriza por un alto consumo de pescado y ácidos grasos como los omega-3 y 6, que tienen propiedades protectoras y antiinflamatorias. Además, ciertos micronutrientes como el zinc, el magnesio, el hierro, las vitaminas y el folato son esenciales para mantener un equilibrio saludable.

Un componente crucial en esta interacción es el triptófano, precursor de la serotonina, (recordemos que es conocido como el «neurotransmisor de la felicidad»). Aunque un aumento en la ingesta de proteínas puede elevar los niveles de triptófano en el plasma, esto no siempre se traduce en una mayor absorción de este aminoácido en el cerebro, lo que puede limitar su conversión en serotonina. Por otro lado, dietas extremadamente altas en proteínas (más del 10 % del total calórico) podrían incluso agravar los síntomas depresivos. Por tanto, nuevamente debemos decir eso de que en el equilibrio está la virtud o, en este caso, la salud.

¿Mariposas en el estómago? En realidad, ¡es estrés!

Todos hemos sentido alguna vez ese «cosquilleo en el estómago» antes de una situación estresante, como un examen, una entrevista importante, o escribir un libro.

Lo curioso es que no es solo una sensación psicológica, sino que tiene una base científica. El estrés modifica la composición y la diversidad de la microbiota intestinal y, a su vez, la microbiota influye en la respuesta del organismo a este estado de tensión.

En estudios con ratones sin microbiota se observó que estos tenían niveles más altos de corticosterona (equivalente al cortisol en humanos, la hormona del estrés) y mostraron comportamientos más ansiosos.

Pero lo más sorprendente es que este efecto también ocurre en humanos. Se han encontrado diferencias en la microbiota intestinal de personas con trastornos de ansiedad y depresión en comparación con la de personas sin estos problemas.

Microbiota y trastorno del espectro autista

El trastorno del espectro autista (TEA) es un desorden, complejo, del neurodesarrollo que afecta a aproximadamente a uno de cada cien niños a nivel mundial, según la OMS. Su origen es multifactorial, y se debe a una combinación de factores genéticos (se han identificado más de cien genes implicados) y ambientales (edad paterna avanzada, infecciones de la madre durante el embarazo, etc.), así como a causas no hereditarias. Además, es común que el TEA coexista con otras disfunciones neurológicas o psiquiátricas, como el trastorno por déficit de atención con hiperactividad (TDAH).

Entre las características principales del TEA se encuentran alteraciones del sueño y trastornos gastrointestinales (como diarrea, estreñimiento, hinchazón abdominal y disbiosis intestinal), que afectan al 30-50 % de los pacientes, que subrayan la conexión entre el sistema nervioso y el intestino.

Además, alguno de los factores implicados en la depresión también puede desempeñar un papel en el TEA, como en las alteraciones en el metabolismo del triptófano y de la serotonina, que podrían impactar en la función cerebral y el comportamiento, o en las modificaciones en la comunicación entre neurotransmisores clave como el GABA (inhibidor) y el glutamato (excitador) en el cerebro, lo que podría explicar algunas de las alteraciones en la conducta y el desarrollo neurológico.

Y los microorganismos vuelven a tener mucho que decir en este aspecto. Se han realizado intervenciones con bacterias probióticas como *Lactobacillus y Bifidobacterium* mostrando efectos positivos en la modulación de la microbiota intestinal y la respuesta inflamatoria, lo que podría influir en algunos síntomas del TEA. Por ejemplo, *Lactobacillus reuteri* ha sido capaz de revertir algunos de los comportamientos sociales alterados en modelos animales con TEA.

Por ejemplo, intervenciones con *Lactobacillus acidophilus, Lactobacillus rhamnosus y Bifidobacterium longum* administrados diariamente durante tres meses mostraron mejoras en habilidades de comunicación, sociabilidad y conciencia en niños con TEA. Mientras que el tratamiento con el probiótico *Lactobacillus plantarum* PS128 durante un mes no mostró cambios significativos en la conducta. Sin embargo, hubo una reducción notable en la ansiedad, la hiperactividad y los comportamientos de confrontación y desafío, lo que sugiere un impacto positivo en aspectos emocionales y de comportamiento.

En ratones libres de microorganismos se ha observado un comportamiento social alterado y, sobre todo, una repetición de acciones al desarrollarse sin microbiota. No obstante, los estudios en modelos animales libres de microorganismos van más allá, y cuando se ha realizado un trasplante fecal de individuos con TEA en ratones, estos comenzaron a manifestar comportamientos autistas, lo que pone de manifiesto la influencia directa de la microbiota.

Igualmente, como hemos mencionado, las intervenciones dietéticas con probióticos y fibras han mostrado efectos positivos, modulando el comportamiento social de animales en estudios experimentales.

Por increíble que parezca, los niños con TEA que han recibido un trasplante de microbiota fecal de donantes sanos han experimentado mejoras significativas en síntomas gastrointestinales como dolor abdominal, diarrea, indigestión y estreñimiento. Además, estas mejoras se extendieron al comportamiento, que se mantuvo estable durante más de dos años tras el tratamiento. Aunque estos resultados han sido prometedores, presentan limitaciones, como el bajo número de participantes y la ausencia de grupos control adecuados. Es por ello que hacen falta estudios más amplios y rigurosos para garantizar la seguridad y eficacia del trasplante fecal en niños con TEA, ya que los resultados pueden variar según las características individuales.

MICROBIOTA Y PÁRKINSON: ¿PODRÍA EMPEZAR TODO EN EL INTESTINO?

La enfermedad de Parkinson es un trastorno neurodegenerativo caracterizado por la acumulación anormal de una proteína llamada α-sinucleína en las neuronas. Esta acumulación forma unas estructuras conocidas como cuerpos de Lewy, que contribuyen a la degeneración progresiva de estructuras cerebrales clave para el control del movimiento.

Entre los síntomas principales se pueden citar manifestaciones motoras, como temblores, rigidez muscular, alteraciones en la marcha y el equilibrio, pero también otros síntomas no motores, como el deterioro cognitivo (demencia), depresión, o alteraciones gastrointestinales como el estreñimiento, que puede ser uno de los primeros síntomas en manifestarse.

En el año 2003, el neurocientífico alemán Heiko Braak propuso una idea revolucionaria: el párkinson no comienza en el cerebro, sino en el intestino. Braak observó que en muchos pacientes con párkinson las acumulaciones de α-sinucleína aparecían en el intestino y el nervio vago mucho antes de detectarse en el cerebro. Según su hipótesis, algún desencadenante ambiental o microbiano podría estar iniciando el proceso en el intestino y propagándolo hacia el cerebro a través del nervio vago.

Si el párkinson comienza en el intestino y viaja al cerebro a través del nervio vago, ¿qué pasaría si este nervio fuera cortado antes de que la enfermedad se desarrollase? Sorprendentemente, una primera observación ya se realizó en personas que sufrieron una vagotomía (cirugía en la que se corta el nervio vago, comúnmente realizada para tratar úlceras gástricas). Un estudio realizado en 2017 en Suecia sugirió que los pacientes que se sometieron a una vagotomía tenían un 40 % menos de riesgo de desarrollar párkinson más adelante en su vida, lo que apoya la idea de que la enfermedad podría propagarse desde el intestino.

La microbiota intestinal y las infecciones crónicas se han propuesto también como factores que podrían influir en el desarrollo y progresión del párkinson. Estas afirmaciones se basan en que las infecciones crónicas o de larga duración pueden alterar la cantidad de α-sinucleína en el sistema nervioso, lo que podría desencadenar o acelerar los procesos neurodegenerativos. También se ha observado un mayor desequilibrio en la microbiota intestinal de personas con párkinson, lo que puede contribuir a la aparición de síntomas gastrointestinales y posiblemente también a los neurológicos. Además, algunos estudios han identificado desequilibrios en la microbiota intestinal en pacientes con párkinson, incluyendo mayor abundancia de bacterias proinflamatorias y menor cantidad de microorganismos beneficiosos. Estos cambios podrían influir en la inflamación del sistema nervioso y en la absorción de medicamentos, como la levodopa.

¿Pero qué otras evidencias vinculan a la microbiota con estos procesos? Se ha observado que algunas bacterias pueden producir proteínas similares a los amiloides, lo que podría intensificar la acumulación de α-sinonucleína en ratas mayores. También se ha demostrado en ratones que la sección del nervio vago puede impedir la propagación de α-sinonucleína desde el intestino al cerebro, bloqueando así el desarrollo de la neurodegeneración y los déficits conductuales relacionados.

Aunque no se ha identificado una firma microbiana específica en pacientes con párkinson, algunos estudios en modelos animales han mostrado que tratamientos con antibióticos y trasplantes de microbiota fecal pueden modular los síntomas tanto motores como no motores.

En humanos, los estudios realizados hasta el momento han arrojado resultados interesantes, aunque a menudo contradictorios, respecto al papel de la microbiota intestinal en la progresión y los síntomas de la enfermedad. Se han detectado niveles bajos o ausentes de AGCC como el butirato, lo que puede afectar la barrera intestinal y contribuir a la inflamación sistémica y neuroinflamación. Y también menor abundancia de bacterias productoras de hidrógeno (que ya las mencionamos cuando hablamos de la obesidad), que podría estar relacionado con alteraciones metabólicas y la progresión de la enfermedad.

Asimismo, también se ha asociado a la presencia de xenobióticos (compuestos que no son producidos de forma natural por el organismo, como medicamentos, contaminantes, aditivos, toxinas, etc.), sugiriendo que las bacterias intestinales en pacientes con párkinson podrían estar involucradas en el metabolismo de medicamentos u otros compuestos químicos.

Microbiota y alzhéimer

La enfermedad de Alzheimer es un trastorno neurodegenerativo y pese a que la mayoría de las personas afectadas tienen una edad avanzada, un 10 % de los casos se presenta en personas menores de 65 años (entre 40 y 65 años). Esta patología afecta aproximadamente a 55 millones de personas en total, con casi 10 millones de nuevos casos anuales, según la OMS. Esta enfermedad se caracteriza por la acumulación de placas de beta-amiloide, que es un fragmento de otra proteína más grande. En condiciones normales, la beta-amiloide se elimina de forma eficiente por el cerebro, pero en las personas con alzhéimer se amontona y forma unas placas (placas amiloides) en el espacio entre las neuronas. También se presentan unos ovillos de proteína (llamados ovillos de Tau) en el interior de las neuronas, dañándolas y alterando su funcionamiento.

Durante décadas se creyó que la acumulación de beta-amiloide era simplemente un subproducto tóxico del cerebro. Sin embargo, en 2016, un equipo de investigadores del Hospital General de Massachusetts planteó la hipótesis de que esas placas eran, en realidad, un mecanismo de defensa contra infecciones. Estos experimentos, como muchos otros, se realizaron con ratones a los cuales se les inocularon bacterias. Posteriormente, observaron que esos microorganismos estaban dentro de las placas de beta-amiloide, lo que plantea la hipótesis de que el alzhéimer podría ser una reacción del sistema inmunitario ante infecciones persistentes o llevadas a cabo por determinados patógenos.

Pero ¿qué tiene que ver la microbiota con todo esto? Pues resulta que algunas bacterias pueden producir estructuras parecidas a las beta-amiloide y que estas también podrían acumularse en el cerebro, contribuyendo a la formación de las placas. Algunos estudios han encontrado una mayor presencia de patógenos en pacientes con alzhéimer, incluyendo herpes simple tipo 1, *Borrelia burgdorferi* (causante de la enfermedad de Lyme) e incluso *Helicobacter pylori*. También se ha encontrado una asociación entre la presencia de bacterias como *Escherichia/Shigella* y niveles elevados de beta-amiloide y moléculas inflamatorias. Esto sugiere que estas bacterias podrían participar en la inflamación, y quizá acaso en la acumulación de placas características del alzhéimer. Sin embargo, por el momento no se ha establecido una relación causal entre las infecciones y la enfermedad.

Lo mismo se plantea con la relación con la inflamación crónica en la boca y las infecciones periodontales, mostrando una asociación con el aumento de placas de beta-amiloide, lo que refuerza la conexión entre la salud bucal y las enfermedades neurodegenerativas. Basado en esta hipótesis, uno de los hallazgos más sorprendentes fue un estudio de 2019, que detectó en cerebros de pacientes con alzhéimer la presencia de una bacteria llamada *Porphyromonas gingivalis,* responsable de la periodontitis.

Pese a que la enfermedad de Alzheimer es exclusiva de humanos, en ratones existen modelos experimentales que presentan características similares. Los estudios con ratones libres de microorganismos han arrojado hallazgos sorprendentes sobre la posible relación entre la microbiota intestinal y los procesos neurodegenerativos asociados al alzhéimer. En experimentos recientes, ratones a los que se les trasplantó microbiota de pacientes con alzhéimer desarrollaron déficit en la cognición y en la formación de neuronas en la región del hipocampo. Todos los estudios han proporcionado información valiosa, aunque todavía quedan muchas incógnitas por resolver. Esperamos que dentro de poco estemos en condiciones de curar esta enfermedad, retrasar su aparición o mejorar la calidad de vida de quienes la padecen.

Microbiota y esclerosis múltiple

La esclerosis múltiple es una enfermedad crónica del sistema nervioso central en la que el sistema inmunitario ataca la capa protectora que rodea las fibras nerviosas (que se llama mielina). Esto provoca daños en la comunicación (transmisión de señales) que sucede entre el cerebro y el resto del cuerpo, causando síntomas como problemas de movilidad, fatiga y dificultades cognitivas. Además de los factores inmunitarios, en la esclerosis múltiple la barrera hematoencefálica se vuelve más permeable, permitiendo la entrada de sustancias inflamatorias que agravan el daño neuronal.

En los últimos años, los investigadores han descubierto que la microbiota podría estar involucrada en la progresión de la esclerosis múltiple, ya que es la que regula las barreras protectoras. Su alteración puede contribuir a procesos de neuroinflamación, exacerbando la enfermedad.

Esta sospecha viene de investigaciones sobre esclerosis múltiple y microbiota en gemelos idénticos. Dado que comparten la misma genética, se espera que, si uno desarrolla la enfermedad, el otro también lo haga. Sin embargo, en muchos casos uno de los gemelos tenía esclerosis múltiple y el otro no, lo que sugiere que factores ambientales, incluida la microbiota, también son elementos clave. Lo más interesante es que cuando se analizó la microbiota intestinal de los gemelos, se encontraron diferencias significativas en la composición bacteriana entre el gemelo sano y el afectado.

Los AGCC, producidos por bacterias intestinales beneficiosas, son cruciales para la salud intestinal y cerebral. Su disminución puede agravar la pérdida de integridad de la barrera hematoencefálica, aumentando la inflamación.

Aunque no se observan alteraciones drásticas en la diversidad microbiana, pequeños cambios en las comunidades bacterianas pueden tener efectos significativos en los procesos inflamatorios y autoinmunes.

El trasplante de microbiota fecal de pacientes con esclerosis múltiple a modelos animales puede inducir síntomas similares a los observados en la enfermedad, lo que sugiere una posible relación con la microbiota. Una dieta suplementada con probióticos como *Lactobacillus* y *Bifidobacterium*, administrados dos veces al día, ha demostrado revertir cambios en la microbiota y reducir los efectos inflamatorios en modelos animales.

También se ha observado el efecto de la microbiota en el desarrollo neuronal. Estudios realizados en ratones libres de microorganismos han demostrado que procesos clave como el desarrollo cerebral, la mielinización (formación de la capa protectora de las neuronas) y la neurogénesis (creación de nuevas neuronas) no se desarrollan adecuadamente en ausencia de una microbiota saludable.

La microbiota intestinal está estrechamente relacionada con la salud y la función inmunitaria. Una dieta rica y diversa en alimentos está asociada con una mayor diversidad de microorganismos en el intestino, lo que contribuye a un mejor funcionamiento del sistema inmunitario. Por el contrario, dietas menos variadas, como las basadas en alimentos blandos o procesados, pueden reducir la diversidad microbiana, lo que afecta negativamente a la salud.

Microbiota... dulces sueños

La microbiota intestinal es crucial en la regulación del sueño, ya que influye en la producción de mensajeros clave que afectan a los ciclos de sueño y vigilia. Diversos estudios han explorado la conexión bidireccional entre el sueño y la microbiota, destacando cómo un microbioma equilibrado puede influir en la calidad del sueño. A la vez, los trastornos del sueño pueden alterar la microbiota intestinal, creando un ciclo perjudicial.

En experimentos con ratones, los investigadores les privaron de sueño durante varias noches consecutivas y luego analizaron su microbiota intestinal. Descubrieron que los ratones privados de sueño tenían una microbiota alterada, con un aumento en bacterias asociadas a la inflamación. Sin embargo, cuando estos ratones recuperaban el patrón de sueño normal, su microbiota también volvía a equilibrarse.

Esto sugiere que la falta de sueño puede disminuir la diversidad microbiana, pero que el daño podría ser reversible con un descanso adecuado. Y es que la microbiota intestinal produce metabolitos que influyen en la síntesis de serotonina, un neurotransmisor que actúa como precursor de la melatonina, la principal hormona responsable de regular los ritmos circadianos y promover el sueño.

Por otra parte, la microbiota intestinal influye en la producción de GABA, que tiene efectos relajantes y que es crucial para la calidad del sueño. Además, un estudio encontró que la privación de sueño alteraba la microbiota intestinal, favoreciendo cambios metabólicos que aumentaban la ingesta calórica y la acumulación de grasa. Es decir, que la microbiota no solo podría no hacerte dormir bien… sino que incluso podría fomentar el aumento de peso.

¿Y el *jet lag*? Cuando viajamos y cambia el huso horario, no solo nuestro cerebro está desorientado, ¡nuestra microbiota también! Un estudio con tripulantes de vuelos intercontinentales encontró que, tras viajes largos, su microbiota intestinal sufría cambios significativos reduciendo la diversidad bacteriana y aumentando las bacterias proinflamatorias.

La microbiota y el reloj biológico

El cuerpo sigue un ritmo interno conocido como ritmo circadiano, un ciclo de aproximadamente 24 horas que regula procesos fisiológicos esenciales como el metabolismo, la producción de hormonas, la temperatura corporal y el sueño.

Sin embargo, lo que muchos no saben es que la microbiota intestinal también sigue su propio ritmo circadiano, sincronizándose con los hábitos de alimentación y el ciclo luz-oscuridad. Estudios en ratones de laboratorio han demostrado que la composición y función de la microbiota intestinal varía entre el día y la noche, condicionadas por los patrones de la alimentación, la actividad física y el descanso.

Durante la fase nocturna (cuando los ratones están más activos y comen), se modifica la composición microbiana, con un aumento de las bacterias implicadas en la fermentación de carbohidratos y en la producción de energía. Durante el día, cuando descansan, predominan los microorganismos asociados a la reparación del epitelio intestinal y el mantenimiento de la barrera intestinal, regulando su equilibrio (u homeostasis).

Por tanto, la producción de AGCC, y de precursores de neurotransmisores, fluctúa según el momento del día, lo que sugiere una comunicación entre la microbiota y el reloj circadiano del huésped.

Cuando los ritmos del sueño se alteran artificialmente (como en estudios donde los ratones son expuestos a luz constante o tienen horarios de alimentación irregulares), su microbiota pierde estabilidad, lo que lleva a un aumento de bacterias inflamatorias y a un metabolismo menos eficiente.

En humanos la microbiota también sigue un ritmo circadiano. Estudios en modelos animales sugieren que alteraciones en los patrones de sueño y alimentación (como el trabajo nocturno o la alimentación desordenada) pueden afectar a su equilibrio, aumentando el riesgo de enfermedades metabólicas e inflamatorias.

La microbiota no solo responde a lo que comemos, sino también a cuándo lo hacemos y a cuándo dormimos. Mantener un horario regular de sueño y comidas podría ser clave para un equilibrio intestinal saludable y un metabolismo eficaz.

MICROBIOTA Y MEMORIA

La microbiota intestinal influye en la producción de metabolitos que pueden afectar el metabolismo energético del cerebro y el transporte de neurotransmisores esenciales para la memoria. Por ejemplo, *Faecalibaculum, Lachnospiraceae* y

Ruminococcaceae han sido asociadas con la producción de metabolitos que pueden influir en procesos celulares relacionados con la generación de energía en el cerebro. Además, estas bacterias están involucradas en la modulación de neurotransmisores, lo que puede influir en procesos esenciales para la memoria y el aprendizaje.

Un estudio realizado en 2021 investigó el impacto de la microbiota en la memoria mediante trasplantes fecales de ratones envejecidos a ratones jóvenes.

Los ratones jóvenes, que recibieron microbiota de ratones envejecidos, mostraron déficits en memoria espacial y aprendizaje, reflejando algunos efectos similares al envejecimiento cerebral, como si hubieran envejecido prematuramente. Además, presentaban alteraciones en mecanismos clave que permiten la formación y consolidación de la memoria. A su vez, cuando se hizo el experimento a la inversa, es decir, trasplantando microbiota de ratones jóvenes a ratones envejecidos, estos últimos mejoraron su memoria y aprendizaje.

Otros estudios científicos han descrito que ciertos microorganismos producen metabolitos que favorecen la memoria, como el butirato, que presenta efectos antiinflamatorios y neuroprotectores. Curiosamente, en estudios con ratones, la administración de bacterias productoras de butirato o una dieta rica en fibra (que favorece su producción) se asoció a una mejora en la capacidad de aprendizaje y memoria.

Estos hallazgos sugieren que la modulación de la microbiota intestinal podría representar una estrategia prometedora para mejorar la memoria y prevenir el deterioro cognitivo.

En resumen, una dieta equilibrada, rica en nutrientes esenciales, antioxidantes y grasas saludables, junto con el mantenimiento de una microbiota intestinal saludable, puede ser una herramienta importante en la prevención y tratamiento complementarios de patologías o problemas que afectan al sistema nervioso y a la salud mental.

Microbiota y cáncer: una batalla silenciosa

El cáncer es una enfermedad que se caracteriza por el crecimiento descontrolado de ciertas células en el organismo, que pueden invadir tejidos cercanos y, en etapas avanzadas, propagarse a otras partes del organismo a través del sistema linfático o sanguíneo, un proceso conocido como metástasis.

Existen más de doscientos tipos diferentes de cáncer, que pueden afectar prácticamente a cualquier órgano o tejido. Sus causas son diversas e incluyen factores genéticos, ambientales, estilos de vida poco saludables y la exposición a sustancias carcinogénicas. A pesar de que el cáncer representa uno de los principales desafíos sanitarios a nivel mundial, los avances en diagnóstico, tratamientos como la inmunoterapia y enfoques personalizados han mejorado significativamente las tasas de supervivencia en muchos casos.

Durante mucho tiempo, los científicos pensaron que los tumores eran entornos estériles, sin bacterias ni otros microorganismos. Sin embargo, en 2020, un estudio publicado en *Nature* reveló que los tumores tienen su propia microbiota interna, con bacterias alojadas dentro de las células tumorales.

Al analizar más de mil quinientas muestras de distintos tipos de cáncer, los investigadores encontraron que los tumores, especialmente en el cáncer de mama, albergan comunidades bacterianas. Se estima que puede haber una célula bacteriana por cada diez mil células tumorales. Más allá de su mera presencia, estos microorganismos parecen modificar la biología del tumor, reorganizando sus estructuras celulares y aumentando su resistencia a los tratamientos como la quimioterapia y la radioterapia.

Esta interacción entre la microbiota y el tumor contribuye al inicio y progresión de diversos tipos de cáncer, incluidos el gástrico, colorrectal, hepatocelular, de mama, pancreático y adenocarcinomas. Además, la presencia de ciertos microorganismos se asocia con peores respuestas a los tratamientos oncológicos, ya que pueden interferir en la eficacia de la quimioterapia, la radioterapia y la inmunoterapia.

La microbiota puede promover o prevenir el desarrollo del cáncer a través de diversos mecanismos:

1. Pueden producir moléculas que dañan el ADN o alteran sus mecanismos de reparación, además de generar metabolitos que interfieren en sus mecanismos de reparación, además de inducir estrés oxidativo.

2. La presencia prolongada de ciertos patógenos en el organismo genera un estado inflamatorio constante, que puede favorecer la proliferación celular descontrolada y la resistencia a la muerte celular.

3. Pueden activar vías que metabolicen fármacos utilizados en quimioterapia, repercutiendo en su eficacia y toxicidad.

4. Pueden modular al sistema inmunitario, reduciendo la vigilancia contra las células cancerosas y comprometiendo la eficacia de los tratamientos.

5. La formación de biopelículas también es parte de este proceso, al promover un entorno que facilita la progresión tumoral y colaborar en la acumulación de compuestos que favorecen el crecimiento tumoral.

Pero no es que las bacterias «fabriquen» tumores, aunque sí pueden crear el ambiente perfecto para que las células cancerosas crezcan sin control.

Uno de los ejemplos más estudiados de la relación entre la microbiota y el cáncer es el de *Helicobacter pylori*, una bacteria que ha logrado adaptarse al entorno ácido del estómago, y que, cuando prolifera sin control, puede inducir inflamación crónica y contribuir al desarrollo del cáncer gástrico. Se ha propuesto que este efecto sea debido a la producción de toxinas que alteran las células del estómago y las deja en un estado vulnerable a mutaciones y procesos tumorales.

Otro caso relevante es el de *Fusobacterium nucleatum*, una bacteria presente en la boca que, de alguna manera, logra llegar hasta el colon y lo coloniza. Su presencia en el cáncer colorrectal ha sido ampliamente estudiada. Contribuye a la inflamación crónica, favorece la proliferación de células tumorales y evita la respuesta del sistema inmunitario, lo que hace que el tumor progrese. Se ha sugerido que esta bacteria usa moléculas de adhesión especializadas que se unen a las células epiteliales del colon, estableciéndose y contribuyendo a la disbiosis intestinal asociada al cáncer.

Un caso más es *Bacteroides fragilis*, otra bacteria común del intestino, que puede en algunas condiciones producir toxinas inflamatorias capaces de dañar las células y favorecer el desarrollo del cáncer de colon.

Finalmente, el virus de Epstein-Barr se ha relacionado también con distintas clases de cáncer, incluidos el linfoma de Burkitt, el carcinoma nasofaríngeo y ciertos tipos de cáncer gástrico. Su mecanismo de acción se basa en la infección persistente de linfocitos y células epiteliales, lo que puede alterar la regulación del ciclo celular y favorecer la aparición de mutaciones.

¿Cómo logran estos microorganismos favorecer el crecimiento de un tumor?

La investigación acerca de la relación entre la microbiota y el cáncer está en constante evolución y cambio. Se han identificado varios mecanismos mediante los cuales ciertos microorganismos pueden favorecer la progresión de los principales tipos de cáncer.

1. El primero es por contacto directo con las células tumorales. Algunas bacterias pueden interactuar directamente con las células tumorales pegándose a su superficie. Este «abrazo microbiano» envía señales que pueden estimular el crecimiento descontrolado del tumor o facilitar la metástasis. Un ejemplo es *Clostridium perfringens*, implicada en cánceres de mama, próstata y colon. Otras bacterias, como *Pseudomonas aeruginosa* y *Salmonella typhimurium*, no solo se adhieren a las células tumorales, sino que también liberan toxinas capaces de perforar membranas celulares y generar aún más daño e inflamación en el tejido.

2. El segundo mecanismo no depende de un contacto con la célula para influir en el desarrollo del cáncer. En su lugar, los microorganismos liberan sustancias químicas (metabolitos) y toxinas que viajan por el torrente sanguíneo hasta llegar a otros órganos. Entre los más estudiados se encuentran el ácido lipoteicoico y el ácido desoxicólico, que pueden generar inflamación crónica y daño celular, aumentando el riesgo de carcinoma hepatocelular (cáncer de hígado). El indol (del que ya hemos hablado en varias ocasiones) puede inhibir o bloquear la acción del sistema inmunitario, permitiendo a las células tumorales escapar de su destrucción. Las poliaminas, que parecen favorecer la supervivencia y proliferación de las células tumorales, promueven su expansión, al igual que las toxinas citoletales (como las producidas por *Escherichia* y *Bacillus* spp.). Concretamente toxinas dañan el ADN de las células, favoreciendo mutaciones que contribuyen a que crezcan descontroladamente.

3. Otro mecanismo es el llevado a cabo por las bacterias genotóxicas. Entre ellas destacan *Morganella morganii, Klebsiella pneumoniae, Helicobacter pylori, Bacteroides fragilis,* que producen compuestos mutagénicos que pueden alterar el ADN de las células, favoreciendo su trasformación. *Chlamydia trachomatis, Bacillus fragilis* y *Helicobacter pylori* generan estrés oxidativo, lo que daña tanto al ADN como a las proteínas y las membranas de las células.

4. Se ha descubierto recientemente un cuarto mecanismo en la relación microbiota-cáncer tiene que ver con la labor de las vesículas de la membrana externa (OMV), que son una especie de «paquetes microscópicos» o burbujas que las bacterias liberan al medio que las rodea. En su interior transportan proteínas, material genético y moléculas inflamatorias, que pueden viajar hasta las células humanas y alterar su comportamiento. En el caso del cáncer, estas vesículas pueden activar señales que favorecen el crecimiento tumoral, debilitar el sistema inmunitario o incluso ayudar a que el cáncer se propague a otros órganos (metástasis).

   Fusobacterium nucleatum libera OMV, que activa procesos inflamatorios dentro del tumor, promoviendo su crecimiento y resistencia a los tratamientos. *Helicobacter pylori* produce vesículas cargadas de toxinas que pueden alterar la proliferación celular y aumentar la inflamación en el microambiente gástrico, factores que favorecen la aparición y desarrollo del cáncer gástrico.

¿Podemos bloquear este mecanismo? El descubrimiento de las OMV ha abierto una nueva vía terapéutica y quizá en un futuro podamos bloquear la producción de OMV en bacterias asociadas al cáncer o diseñar vesículas artificiales que trasporten medicamentos anticancerígenos directamente a los tumores.

Llegados a este punto sobreviene la gran pregunta: ¿significa esto que podemos «culpar» a las bacterias del cáncer? Absolutamente no. La presencia de estos microorganismos no significa necesariamente que una persona vaya a desarrollar un tumor, pero en ciertos casos pueden actuar factores contribuyentes o aceleradores en individuos con predisposición genética u otras condiciones favorables para la tumorogénesis.

El microambiente tumoral: el campo de batalla del cáncer

El microambiente tumoral es el conjunto de células y factores que rodean a las células cancerosas y desempeñan un papel crucial en el desarrollo y progresión del cáncer. Podemos imaginarlo como una ciudad en constante expansión, compuesta no solo por las células tumorales, sino también por una compleja red celular donde cada tipo de célula cumple una función específica.

¿Qué ocurre en ese pequeño entorno? En un cuerpo sano, el sistema inmunitario actúa como un vigilante, eliminando células dañadas antes de que se conviertan en un problema. Pero en el microambiente tumoral, las reglas del juego cambian. Las células inmunitarias, en lugar de atacar al tumor, muchas veces se «reprograman» por señales del tumor y terminan ayudándolo a crecer. Además, se generan nuevos vasos sanguíneos, que alimentan al tumor, dándole oxígeno y nutrientes. En este ambiente dinámico y caótico las condiciones cambian constantemente para permitir la supervivencia y expansión del cáncer. Y, por si fuera poco, aquí es donde entran los microorganismos, unos invitados inesperados que han demostrado tener un papel crucial en la progresión tumoral.

El microambiente tumoral constituye un espacio ideal para la invasión y proliferación de microorganismos, debido a las condiciones especiales que ofrece, como la abundancia de nutrientes y un sistema inmunitario menos activo.

Estas bacterias, a su vez, pueden contribuir a la progresión tumoral mediante la inflamación crónica, la producción de toxinas genotóxicas y la alteración de la respuesta inmunitaria.

Además, una característica común del microambiente del tumor es la falta de oxígeno en ciertas regiones, conocida como hipoxia. Este entorno favorece el crecimiento de bacterias que prosperan en condiciones de bajo oxígeno, como *Bacteroides fragilis*, que está asociada con el cáncer colorrectal y que puede producir toxinas que favorecen la inflamación y las mutaciones genéticas, o *Enterococcus faecalis*, que también contribuye a la inflamación crónica y a a alteración del microambiente.

Particularmente, en el cáncer de mama ocurren mecanismos muy curiosos. Como hemos mencionado en capítulos anteriores, también hay una microbiota en la mama. Ciertas bacterias como *Lactobacillus, Staphylococcus, Streptococcus,*

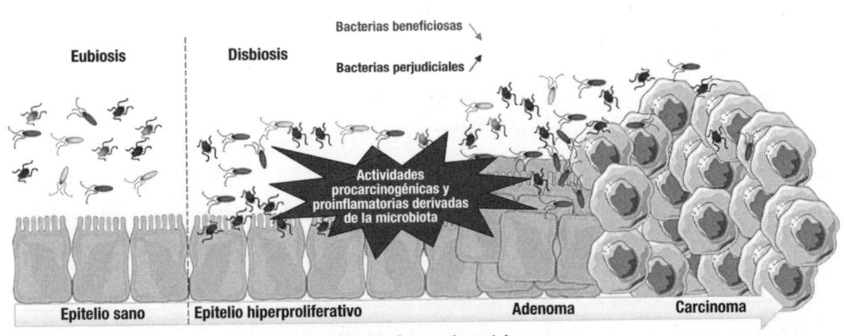

Esquema de cómo puede afectar la microbiota a origen y progresión del cáncer colorrectal. (Fuente: «Microbiota, Inflammation and Colorectal Cancer». (2017). *International Journal of Molecular Sciences, 18*(6), 1310. https://doi.org/10.3390/ijms18061310)

Pseudomonas y *Bifidobacterium* han sido identificadas en tejido mamario sano y parecen ejercer una labor protectora, modulando el sistema inmunitario y previniendo infecciones.

Pero se ha observado que las mamas con cáncer presentan un microbioma alterado en comparación con las sanas. Esta disbiosis puede estar relacionada con el microambiente tumoral y con procesos inflamatorios que favorecen la progresión del cáncer. Esta alteración podría asociarse con la inflamación crónica y con cambios en el metabolismo de los estrógenos a través del estroboloma (el conjunto de microorganismos que modulan la recirculación de estas hormonas). En los casos de cáncer de mama hormonodependiente, esta interacción puede ser clave.

Hasta el momento, hemos citado a las bacterias como si fueran las únicas responsables de estos procesos, pero nada más alejado de la realidad. Lo cierto, es que, hasta el momento, las bacterias han sido los microorganismos más estudiados en este contexto. Sin embargo, los hongos también han tomado una gran relevancia en los últimos años, sobre todo a raíz de un trabajo publicado en la prestigiosa revista *Cell.* Desde entonces, la relación entre los hongos y el cáncer está emergiendo como un área de investigación relevante.

Un estudio reciente, basado en el análisis genómico de más de 17 000 muestras de tejido, sangre y plasma correspondientes a 35 tipos diferentes de cáncer, reveló la presencia de hongos asociados a todos estos tumores.

Los hongos presentes en los tumores interactúan estrechamente con las bacterias del microambiente tumoral. Estas interacciones pueden influir en la progresión del tumor o en la eficacia de las terapias oncológicas. Por ejemplo, podrían influir en cómo el sistema inmunitario responde al cáncer o para modificar la interacción con tratamientos inmunoterapéuticos.

El microbioma tumoral, compuesto por bacterias, hongos y otros microorganismos, muestra una composición variable según el tipo de cáncer, la condición del paciente y su respuesta al tratamiento. Este estudio revela diferencias importantes en la composición del microbioma en distintos contextos oncológicos, lo que subraya su relevancia para entender la inmunidad tumoral y la supervivencia del paciente. Por ejemplo, los autores de este trabajo describen a *Aspergillus*, un hongo presente en algunos tumores, y comentan que tiende a asociarse con bacterias específicas que pueden influir en la progresión del cáncer. Por otro lado, el hongo *Malassezia*, presente en el adenocarcinoma ductal pancreático, parece desempeñar un papel clave en la activación de vías inmunitarias incorrectas, que, en lugar de eliminar el tumor, favorecen su progresión al generar inflamación crónica en el microambiente tumoral. En concreto, *Malassezia globosa* se ha asociado con una menor tasa de supervivencia en pacientes con cáncer de mama, o la presencia de *Candida* se ha correlacionado también con múltiples factores que promueven el cáncer.

Si bien algunos microorganismos, como hemos visto, pueden contribuir al desarrollo y progresión del cáncer, otros pueden desempeñar roles contrarios, es decir, impiden la progresión del tumor y se convierten en potenciales aliados en la lucha contra esta enfermedad.

Algunos microorganismos beneficiosos pueden competir directamente con bacterias que favorecen el desarrollo tumoral, ayudando a mantener la homeostasis microbiana. Además, producen metabolitos bioactivos como los AGCC, que tienen propiedades antiinflamatorias y pueden inhibir la proliferación tumoral. Finalmente, algunos de estos microorganismos refuerzan la vigilancia inmunitaria, promoviendo la detección y eliminación de células tumorales por parte del sistema inmunitario.

Aunque los hongos han recibido menos atención, están ganando relevancia como una opción terapéutica complementaria en el tratamiento del cáncer.

Los Institutos Nacionales de Salud de EE. UU. (NIH) han reconocido el potencial de los hongos en la oncología, dedicando una sección en su página web para destacar las investigaciones y aplicaciones clínicas en este campo. Uno de los ejemplos más estudiados es *Trametes versicolor*, un hongo utilizado como terapia adyuvante en la inmunoterapia del cáncer gástrico. Este hongo ha mostrado causar efectos prometedores tanto en estudios clínicos con humanos como *in vitro*. Su derivado, el polisacárido-K (PSK), ha sido aprobado en Japón para uso médico.

El PSK tiene propiedades únicas, ya que es capaz de ralentizar el crecimiento tumoral al modular el microambiente del cáncer y, al mismo tiempo, es un inmunomodulador, lo que refuerza su potencial como una herramienta clave en la terapia oncológica complementaria.

Estos avances subrayan el potencial terapéutico de los hongos, no solo como organismos simbióticos, sino también como aliados terapéuticos en la investigación oncológica.

¿Probióticos en oncología?

Aunque los probióticos bacterianos se tratarán en detalle en otro capítulo, es importante destacar aquí su papel emergente en la oncología. Se han estudiado por su capacidad para aliviar los efectos secundarios de los tratamientos oncológicos y por su posible influencia en la progresión del tumor.

Algunos probióticos destacados en oncología incluyen *Lactobacillus rhamnosus*, *Lactobacillus acidophilus* y *Lactobacillus fermentum*, conocidos por su capacidad para modular el sistema inmunitario. Se ha sugerido que estos microorganismos pueden fortalecer la respuesta inmunitaria frente al cáncer y mejorar la tolerancia a los tratamientos.

Bifidobacterium longum ha demostrado tener un efecto beneficioso en la protección de la mejora de la mucosa intestinal durante la quimioterapia y radioterapia, ayudando a fortalecer la barrera intestinal y reduciendo la incidencia de infecciones secundarias, lo que contribuye a mejorar la calidad de vida del paciente. *Lactobacillus rhamnosus* GG ha demostrado ser eficaz en la protección contra la enterocolitis inducida por quimioterapia, además de incrementar la diversidad intestinal.

Faecalibaculum rodentium y *Holdemanella biformis* producen AGCC, compuestos con potenciales efectos antiinflamatorios y protectores en el intestino. Se ha observado que su presencia es reducida en el cáncer colorrectal, lo que sugiere una posible intervención en la progresión de la enfermedad.

Streptococcus thermophilus es un probiótico poderoso con beneficios digestivos e inmunitarios que desaparece frecuentemente en pacientes con cáncer colorrectal. Estudios en modelos animales han demostrado su capacidad para inhibir la formación de tumores y prevenir complicaciones como la mucositis, una condición inflamatoria grave asociada a la quimioterapia y radioterapia.

¿Cómo pueden los probióticos influir en el cáncer?

Algunos estudios sugieren que ciertos microorganismos pueden producir metabolitos con efectos citotóxicos sobre las células tumorales.

Existen toxinas bacterianas que pueden afectar negativamente a las células del huésped. Sin embargo, algunas bacterias producen compuestos con efectos citotóxicos selectivos sobre células tumorales, sin causar daño significativo a las células sanas.

Además, ciertos microorganismos beneficiosos pueden estimular la respuesta inmunitaria, facilitando la detección y eliminación de células cancerosas con mayor eficacia al promover la activación de células inmunes clave.

Por otra parte, la microbiota influye en la regulación sistémica de la glucosa y en la sensibilidad a la insulina, factores que afectan la disponibilidad de glucosa para las células tumorales, lo que podría influir en su crecimiento.

Durante el cáncer y sus tratamientos, el organismo experimenta una serie de alteraciones que pueden modificar la respuesta a los probióticos. Por ello, su uso debe ser cuidadosamente evaluado por médicos y oncólogos, para garantizar que sean seguros y adecuados para cada paciente y cada tipo de cáncer.

En este capítulo hemos analizado algunas de las estrategias y mecanismos más estudiados hasta el momento que pueden favorecer la aparición de tumores, así como otros que podrían contribuir a su reducción. No obstante, estos no son los únicos mecanismos implicados, ni los únicos componentes de la microbiota que pueden influir en la formación o regresión tumoral. En última instancia, el desarrollo o la reversión del cáncer depende de un equilibrio entre múltiples factores.

Esto hallazgos no solo nos ayudan a entender mejor la biología del cáncer, sino que también abre nuevas vías para desarrollar tratamientos más efectivos, como el uso de terapias dirigidas a la microbiota, las cuales podrían mejorar la respuesta inmunitaria y reducir la progresión tumoral.

Microbiota y corazón: un vínculo inseparable

Las enfermedades cardiovasculares son la principal causa de muerte a nivel mundial, con una incidencia de aproximadamente 17,9 millones de fallecimientos cada año. Este grupo de trastornos incluye patologías que afectan al corazón y los vasos sanguíneos, como la enfermedad coronaria, los accidentes cerebrovasculares y algunos trastornos valvulares y miocárdicos. Aproximadamente un tercio de estas defunciones ocurre de manera prematura en personas menores de setenta años.

Se han descrito múltiples factores de riesgo, que pueden dividirse en factores no modificables (la edad y predisposición genética) y modificables, como la dieta inadecuada, la inactividad física y el consumo de tabaco y alcohol. Estas variables conductuales contribuyen a la aparición de condiciones como hipertensión, hiperglucemia, hiperlipidemia, sobrepeso y obesidad, las cuales aumentan significativamente el riesgo de padecer enfermedades cardiovasculares. Pero en los últimos años la ciencia ha puesto el «foco» en un protagonista inesperado: la microbiota.

En efecto, lo creas o no, nuestra microbiota puede influir en la salud del corazón y de las arterias. Y cuando este delicado ecosistema se desequilibra, puede convertirse en un problema silencioso pero peligroso.

En un intestino sano, las bacterias «buenas» ayudan a mantener el equilibrio y a reforzar la barrera intestinal, impidiendo que sustancias dañinas pasen a la sangre. Pero cuando la microbiota se altera, pueden ocurrir varios problemas. Algunos microorganismos se organizan en biopelículas, es decir, que se colocan como si formaran escudos protectores que hacerse más resistentes y difíciles de eliminar. Esto permite que bacterias potencialmente dañinas se acumulen y generen una inflamación crónica en el intestino. La barrera intestinal se vuelve permeable y deja escapar bacterias y toxinas al torrente sanguíneo. ¿El resultado? Un estado de inflamación generalizada que, a largo plazo, favorece la aparición de enfermedades cardiovasculares.

El organismo regula el metabolismo del colesterol y los ácidos biliares, un proceso en el que la microbiota intestinal tiene un rol fundamental. En un estado de equilibrio, la microbiota transforma los ácidos biliares primarios en ácidos biliares secundarios (como ya hemos visto en temas anteriores) que ayudan a regular el metabolismo del colesterol y la inflamación. Si este equilibrio se altera, la microbiota puede influir en la metabolización de los ácidos biliares y del colesterol, favoreciendo procesos inflamatorios que contribuyen a la formación de placas ateroscleróticas. Con el tiempo, las arterias se endurecen y se estrechan, aumentando el riesgo de infartos y derrames cerebrales.

Además, una disbiosis intestinal puede reducir la producción de ácidos grasos de cadena corta (AGCC) y favorecer el crecimiento de microorganismos que generan compuestos proinflamatorios y tóxicos, como p-cresol, indol y TMAO. Este último se ha asociado con un mayor riesgo de aterosclerosis y eventos cardiovasculares.

El TMAO se forma cuando las bacterias intestinales metabolizan ciertos nutrientes de la dieta, como colina y carnitina, presentes en carnes rojas, pescado y huevos. El TMAO favorece la acumulación de placas en las arterias, endureciéndolas y aumentando el riesgo de enfermedades cardiovasculares, pero tenemos «buenas noticias», ya que se está estudiando la forma de bloquearlo. Uno de los compuestos más prometedores es el DMB (3,3-dimetil-1-butanol), el cual podría reducir la producción de TMAO en modelos experimentales y convertirse en una herramienta para prevenir problemas cardiacos. Sin embargo, su eficacia en humanos aún está en fase de evaluación.

¡La microbiota, qué tensión!

La microbiota intestinal no solo influye en el metabolismo del colesterol y la inflamación, sino también en la regulación de la presión arterial. Las personas con una microbiota intestinal rica en bacterias productoras de AGCC suelen presentar una presión arterial más baja.

El consumo de una dieta rica en fibra favorece la producción de AGCC, lo que podría contribuir a la regulación de la

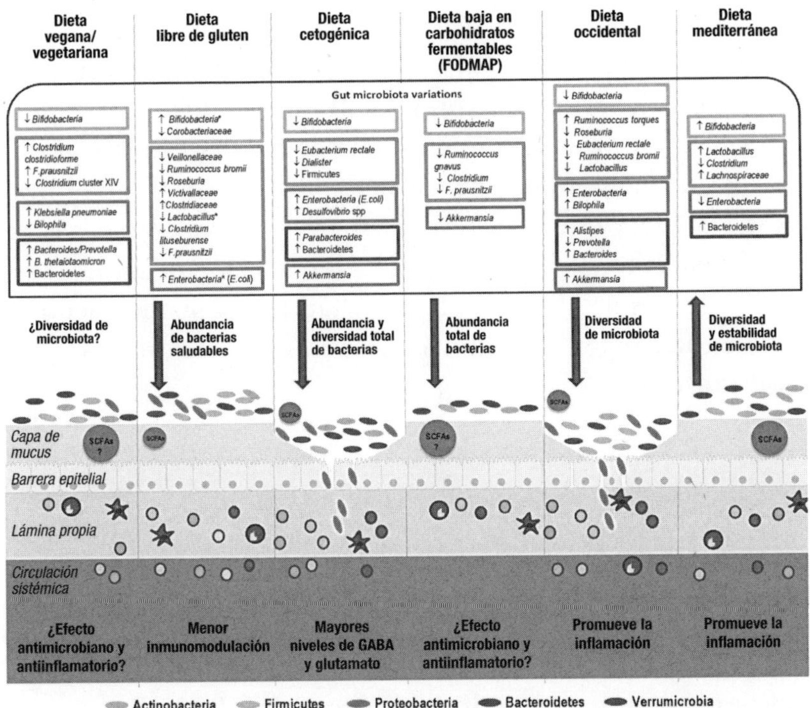

Esquema de las principales dietas estudiadas y su efecto sobre la microbiota, producción de ácidos grasos de cadena corta (SCFA) e impacto sobre el sistema inmunitario. (Fuente: Oregon State University)

presión arterial y la reducción del riesgo de hipertensión. Algunos suplementos prebióticos, como la inulina, han demostrado reducir los compuestos proinflamatorios y las toxinas microbianas, lo que podría tener un efecto beneficioso en la salud cardiovascular.

Microbiota, riñones y corazón: un trío inesperado

Aunque solemos pensar en los riñones como filtros naturales del cuerpo, su función va mucho más allá de eliminar desechos a través de la orina. De hecho, cuando los riñones no trabajan bien, pueden desencadenar problemas en el corazón y los vasos sanguíneos. La microbiota intestinal influye en la transformación de ciertos nutrientes de la dieta, generando subproductos que pueden convertirse en toxinas urémicas (compuestos de desecho que no se expulsan por la orina). En casos de insuficiencia renal o alteraciones en la excreción urinaria, estos subproductos no se eliminan correctamente y pueden acumularse en la sangre, contribuyendo a la inflamación y el daño cardiovascular.

La microbiota: ¿una futura «bola de cristal» para predecir patologías cardiacas?

En 2020, un estudio publicado en *European Heart Journal* analizó si la microbiota intestinal podría servir como un indicador del riesgo de padecer síndromes coronarios. Para ello, se analizaron muestras de microbiota intestinal de personas sanas y de pacientes que habían sufrido un infarto, y se consideraron posibles diferencias en su estilo de vida y factores de riesgo cardiovascular.

Los pacientes con ataques cardiacos recientes tenían niveles más altos de bacterias productoras de TMAO, un metabolito asociado con un mayor riesgo de aterosclerosis y eventos cardiovasculares. En cambio, las personas sanas tenían más bacterias productoras de AGCC, que pueden desempeñar un papel en la regulación de la inflamación y la salud cardiovascular.

Por tanto, en un futuro (quizá no muy lejano), la composición de la microbiota podría utilizarse como un biomarcador potencial del riesgo cardiovascular. Esto abre la posibilidad de que, mediante un análisis de la microbiota, se pueda identificar a personas con mayor riesgo de sufrir un infarto, permitiendo estrategias preventivas más personalizadas.

Microbiota y sistema inmunitario: juntos para defendernos

Esta afirmación podría parecer una contradicción. Durante una gran parte de la historia de la ciencia se ha pensado que ambos eran fuerzas opuestas: una dedicada a invadir el organismo y el otro a defenderlo. Estructuras microscópicas han puesto en jaque más de una vez a la humanidad, provocando pandemias mortales capaces de esquilmar poblaciones enteras. Rara es la persona que no ha sufrido en sus carnes una infección vírica o bacteriana, que si no mortal, le ha provocado síntomas molestos y que han condicionado durante días o semanas su forma de vida. Sin embargo, aquí seguimos, muchas veces gracias a los medicamentos, pero, por supuesto, siempre gracias a nuestro sistema inmunitario.

El sistema inmunitario es uno de los mecanismos más complejos y fascinantes de nuestro organismo, aunque muchas veces no somos conscientes de su importancia hasta que enfermamos. Está constantemente alerta para defendernos de cualquier sustancia tóxica, elementos extraños y, por supuesto, cualquier microorganismo patógeno.

Además, nos defienden por todo y cada uno de los centímetros de superficie de nuestro cuerpo, siendo un sistema que comprende órganos y tejidos como la médula ósea, el timo, los ganglios, el bazo, las placas de Peyer en el intestino y el tejido linfoide asociado a las mucosas; pero también células (linfocitos, macrófagos, etc.) y moléculas (anticuerpos, citoquinas, proteínas del complemento).

Todos estos componentes trabajan de forma coordinada para detectar y eliminar cualquier célula anormal (por ejemplo, células cancerígenas), y participan en la curación de tejidos dañados tras infecciones o lesiones.

Aunque como todo en la naturaleza… el sistema inmunitario no es perfecto. Y, a veces, se equivoca. También hay una serie de patologías o trastornos relacionados con el sistema inmunitario basados en «errores» que comete como la autoinmunidad (cuando el sistema inmunitario ataca tejidos propios, causando enfermedades como artritis reumatoide o lupus); reacciones de hipersensibilidad (que son respuestas exageradas frente a estímulos inofensivos, como en alergias); inmunodeficiencias (fallos en el sistema inmunitario que aumentan la susceptibilidad a infecciones); e inflamaciones crónicas (activaciones sostenidas o continuas del sistema inmunitario, asociadas con enfermedades como aterosclerosis, diabetes y ciertos tipos de cáncer).

Sin embargo, la función más conocida es la de protegernos atacando, destruyendo y hasta eliminando totalmente cualquier patógeno, pero ¿por qué no reacciona frente a esos billones de microorganismos que tenemos habitualmente sobre nuestras superficies formando parte de la microbiota?

Microbiota e inmunidad: amigos inseparables

Pese a que el sistema inmunitario nos protege frente a los patógenos y sustancias extrañas, tiene una misteriosa relación con la microbiota, pues la mantiene en equilibrio y controlada. El sistema inmunitario controla la proliferación de ciertas bacterias. También regula la composición y actividad de la microbiota, evitando desequilibrios que podrían desencadenar inflamación o enfermedades. Además de influir en la protección contra patógenos, la microbiota es clave en la educación del sistema inmunitario, ayudándolo a diferenciar entre amenazas reales y estímulos inofensivos. Este proceso es fundamental para evitar respuestas inmunitarias exageradas, como las que ocurren en las alergias o enfermedades autoinmunes.

Pero cuando este equilibrio se rompe, se altera todo y puede contribuir al desarrollo de diversas enfermedades, como la enfermedad inflamatoria intestinal (EII) o la celiaquía, que involucra una inflamación crónica mediada por el sistema inmunitario en respuesta a componentes alimentarios como el gluten. Se ha sugerido igualmente que alteraciones en la interacción entre la microbiota y el sistema inmunitario pueden estar implicadas en enfermedades como la artritis reumatoide, el síndrome metabólico y ciertos trastornos neurodegenerativos. Sin embargo, esta relación aún está en estudio y se requieren más investigaciones.

Si pensamos en el sistema inmunitario, solemos imaginarlo como un ejército de defensa. Esta milicia necesita entrenamiento, y su entrenador principal es, precisamente, la microbiota. Sí, esas bacterias que viven en nuestro intestino no solo están ahí para ayudar a digerir los alimentos, sino que también indican a nuestro sistema inmunitario qué debe atacar y qué debe ignorar. Sin esa «escuela» nuestras defensas serían un desastre: podrían atacar cosas inofensivas, como el polen (provocando alergias) o incluso a nuestras propias células (como ocurre en las enfermedades autoinmunes).

La microbiota intestinal es crucial en el desarrollo y maduración del sistema inmunitario, especialmente durante los primeros meses de vida, un periodo crítico en el que el cuerpo establece las bases para su capacidad de defensa frente a infecciones y agentes perjudiciales externos.

El comienzo de todo

En los recién nacidos, y particularmente en bebés prematuros, el sistema inmunitario aún no está desarrollado, lo que los hace susceptibles a infecciones. Por ejemplo, los bebés prematuros pueden desarrollar inflamaciones excesivas que, junto a otros factores, pueden producir enterocolitis necrotizante. Sin embargo, tampoco quiere decir que estén desprotegidos totalmente, puesto que han recibido anticuerpos de la madre durante la gestación (de ahí la importancia de que la madre cumpla con una buena inmunidad y se haya puesto todas las vacunas recomendadas por los profesionales de la salud, para protegerse ella e inmunizar al bebé).

Además, durante la gestación la microbiota beneficiosa de la madre también podría impulsar el desarrollo de la inmunidad en el recién nacido, que se refuerza posteriormente mediante los anticuerpos transferidos a través de la lactancia. Por ejemplo, en recién nacidos la producción de anticuerpos IgA es reducida y depende de la lactancia materna. Lo mismo ocurre en animales criados en ambientes estériles, pero cuando ocurre la colonización, de nuevo por microorganismos, estos anticuerpos se restablecen rápidamente, lo que manifiesta la importancia de la exposición a microorganismos en el desarrollo de la inmunidad mediada por anticuerpos.

Sin embargo, esos anticuerpos que le ha regalado la madre no son eternos; se reducen gradualmente y, conforme van desapareciendo, tiene que empezar a generarlos su propio sistema inmunitario en proceso de maduración.

Este proceso, no obstante, no tiene lugar de la noche a la mañana. La falta de exposición previa a microorganismos, junto con un microbioma en formación, limita la capacidad del sistema inmunitario para responder eficazmente, y por eso, en este periodo, los bebés son más susceptibles a las infecciones.

Los primeros meses de vida representan lo que se conoce como una «ventana de oportunidad», un periodo en el que la microbiota intestinal comienza a desarrollarse e interactuar con el sistema inmunitario. Durante este tiempo, la exposición a bacterias beneficiosas o perjudiciales es clave en la configuración de la microbiota. Si este proceso inicial se ve alterado, ya sea por infecciones, antibióticos, nutrición insuficiente o nacimientos prematuros, pueden generarse desequilibrios con efectos a largo plazo en el funcionamiento del sistema inmunitario. Estas alteraciones pueden predisponer al individuo a problemas como alergias, enfermedades inflamatorias crónicas o una menor capacidad de respuesta frente a infecciones futuras.

La anécdota de los ratones «burbuja»

Un experimento famoso en inmunología muestra la relación entre la microbiota y el sistema inmunitario con ratones criados en ambientes completamente estériles, conocidos coloquialmente como ratones «burbuja». Cuando estos ratones crecen sin exposición a microorganismos, su sistema inmunitario se desarrolla de manera deficiente: tienen menos células del sistema inmunitario y responden de forma exagerada o insuficiente a infecciones. Cuando a estos ratones se les trasplanta la microbiota intestinal de un ratón normal, su sistema inmunitario responde mejor. Sin microbiota nuestro sistema inmunitario se queda sin entrenamiento y no sabe diferenciar entre aliados y enemigos.

Sin embargo, hay que indicar que las interacciones entre la microbiota intestinal y el sistema inmunitario del huésped son altamente complejas, dinámicas y dependientes del contexto. Esto quiere decir que estas relaciones están moduladas por factores ambientales, genéticos y nutricionales, y la microbiota no solo actúa como un regulador, sino que también se adapta a las condiciones del entorno para garantizar una respuesta inmunitaria adecuada y mantener el equilibrio a largo plazo.

Esto no son más que algunas evidencias que respaldan cómo la microbiota influye directamente en la maduración y activación del sistema inmunitario, preparando al cuerpo para responder adecuadamente a estímulos externos.

Antibióticos, microbiota y sistema inmunitario: tres son multitud

Los antibióticos son una herramienta increíble para combatir infecciones bacterianas. Pero, como todo «superpoder», conlleva una gran responsabilidad. En este caso, algunos son capaces de llevarse por delante una gran parte de los componentes de la microbiota, tanto intestinal como de otras partes del cuerpo, lo que puede tener un impacto profundo en el sistema inmunitario, afectando a su desarrollo y funcionalidad.

Se ha visto que el uso de antibióticos durante los primeros años de vida está asociado con un mayor riesgo de desarrollar enfermedades como alergias y la enfermedad inflamatoria intestinal (EII). En esta etapa temprana, la microbiota está en formación y es fundamental para entrenar al sistema inmunitario. Alterarla puede dificultar este proceso y provocar una menor tolerancia a estímulos inofensivos, como alérgenos.

En estudios realizados con ratas, la administración de antibióticos ha mostrado diversos efectos negativos, como la reducción de la activación de células esenciales para la protección frente a infecciones y la absorción de nutrientes como los lípidos. Esa disbiosis también disminuye la cantidad de AGCC, compuestos beneficiosos que tienen propiedades antiinflamatorias. E incluso podrían fomentar el crecimiento excesivo de hongos en el intestino, que a su vez puede promover la inflamación y hacer que células del sistema inmunitario adopten diferentes funciones dependiendo de las señales que reciben del entorno, contribuyendo a problemas como la inflamación alérgica de las vías respiratorias.

Se ha observado asimismo que las personas que toman antibióticos antes de vacunarse pueden estimular una respuesta inmune, posiblemente debido a la alteración de la microbiota intestinal, que influye en la activación del sistema inmunitario. Sin embargo, el impacto varía según el tipo de vacuna, la edad del individuo y otros factores inmunitarios.

¿Qué «come» nuestro sistema inmunitario?

Las dietas de estilo occidental, caracterizadas por un alto contenido de grasas saturadas, carbohidratos refinados y aditivos, pueden desestabilizar la composición de la microbiota intestinal, generando desequilibrios que afectan negativamente a la inmunidad.

Una dieta rica en grasas saturadas aumenta los niveles de ácido taurocólico, cuya labor en la digestión de grasas es fundamental, pero que también puede fomentar la expansión de bacterias capaces de incrementar procesos inflamatorios y aumentar la susceptibilidad a enfermedades como la colitis en modelos animales. Además, las grasas saturadas de la dieta empeoran la gravedad de la colitis en ratones al reducir los niveles de metabolitos beneficiosos como el butirato.

En modelos animales, algunas dietas altas en carbohidratos refinados, edulcorantes artificiales y emulsionantes han mostrado efectos sobre la microbiota intestinal, incluyendo un aumento de bacterias proinflamatorias y una disminución de bacterias beneficiosas. Sin embargo, los efectos varían dependiendo del tipo de compuesto y del perfil microbiológico individual. En humanos, los estudios aún son limitados y no siempre reflejan los mismos resultados observados en animales. El efecto que pueden tener las dietas para modular la microbiota y mantener el equilibrio se verá más adelante.

MICROBIOTA Y ENFERMEDADES AUTOINMUNES: CUANDO LAS DEFENSAS ATACAN

Las enfermedades autoinmunes son un grupo de trastornos en los que el sistema inmunitario ataca por error las células, tejidos y órganos propios, reconociéndolos como extraños. Estas enfermedades pueden afectar a una amplia variedad de órganos y sistemas. Entre los tipos más comunes se encuentran la artritis reumatoide, que daña las articulaciones; el lupus eritematoso sistémico, que puede afectar a piel, articulaciones y órganos internos; la esclerosis múltiple, que ataca el sistema nervioso central; y la enfermedad celíaca, que daña el intestino delgado en respuesta al gluten.

Las consecuencias de estas enfermedades varían, pero suelen incluir inflamación crónica, dolor, disfunción orgánica y, en algunos casos, daño irreversible a los tejidos afectados. Aunque no tienen cura, existen tratamientos que ayudan a controlar los síntomas y reducir la actividad inmunitaria. Desde hace unos años, la microbiota también está en el punto de mira, precisamente por todo lo que ya se sabe sobre el tema.

El equilibrio entre la microbiota y el sistema inmunitario es fundamental para la salud. Cuando esta relación se altera, pueden surgir respuestas inmunitarias disfuncionales asociadas con diversas enfermedades autoinmunes.

Microbiota y lupus: una relación inflamatoria

El lupus eritematoso sistémico es una enfermedad autoinmune compleja en la que el sistema inmunitario ataca a múltiples órganos y tejidos. Su desarrollo se asocia con factores genéticos, ambientales y hormonales, aunque los mecanismos exactos aún no se comprenden en su totalidad. Estudios recientes han encontrado que las personas con lupus tienen una microbiota intestinal alterada, caracterizada por una disminución de bacterias productoras de butirato, lo que podría contribuir a una mayor permeabilidad intestinal y a la inflamación sistémica. Además, se encontró que ciertas especies bacterianas se asocian con el grado de actividad de la enfermedad, mostrando una asociación entre la microbiota y la gravedad del lupus.

A través de un análisis longitudinal, algunos estudios también han demostrado que algunas de las alteraciones en la microbiota pueden modularse con intervenciones terapéuticas, como el uso de inmunosupresores.

Artritis reumatoide y la bacteria «chivata»

Por otra parte, la artritis reumatoide es una enfermedad autoinmune crónica que afecta a las articulaciones, causando inflamación, dolor y, con el tiempo, daño irreversible. Tradicionalmente se ha considerado que factores genéticos y ambientales son clave en su aparición. Sin embargo, estudios recientes han demostrado que la microbiota intestinal también podría desempeñar un papel fundamental en el desarrollo de esta enfermedad, incluso antes de que se presenten los síntomas.

En personas con predisposición genética a la artritis reumatoide se ha identificado un desequilibrio en su microbiota, en concreto, con un aumento en la presencia de *Prevotella copri*, aunque todavía no hayan desarrollado la enfermedad. Este fenómeno sugiere que la microbiota intestinal podría tener parte en las etapas tempranas de la enfermedad. En individuos genéticamente susceptibles, ciertas bacterias podrían actuar como factores desencadenantes, al estimular una respuesta inmune descontrolada, lo que promovería la inflamación y el daño en las articulaciones.

Además, la microbiota intestinal influye en la respuesta al tratamiento de la artritis reumatoide. La composición microbiana puede afectar a la eficacia de ciertos medicamentos utilizados en la enfermedad. Quizá en un futuro sea posible personalizar la medicación basada en el análisis de los microorganismos.

Microbiota y esclerosis múltiple

La esclerosis múltiple es una enfermedad autoinmune que afecta al cerebro y a la médula espinal, provocando síntomas como fatiga, problemas motores y deterioro cognitivo. Aunque las causas exactas siguen siendo un rompecabezas, cada vez hay más evidencia de que no solo los genes y el entorno son relevantes en su desarrollo, sino que la microbiota intestinal también podría influir en la progresión y gravedad de la enfermedad.

Según el Atlas de la Esclerosis Múltiple 2020, publicado por la Federación Internacional de Esclerosis Múltiple, más de 2,8 millones de personas en el mundo viven con esta enfermedad. Sin embargo, el número crece y se presentan de 2,1 a 4 casos nuevos por cada 100 000 personas al año, afectando tres veces más a mujeres que a hombres, lo que sugiere una influencia hormonal en su desarrollo. La mayoría de los casos se diagnostican entre los 20 y 40 años, aunque puede presentarse incluso en niños.

Un estudio reciente reveló alteraciones significativas en la composición de las bacterias intestinales. En concreto, se identificaron sesenta y una especies bacterianas cuya abundancia difería significativamente en personas con esclerosis múltiple en comparación con individuos sanos. Los pacientes mostraron mayor cantidad de bacterias que promovían la inflamación, y estaban ausentes *Faecalibacterium prausnitzii* y *Gordonibacter urolithinfaciens,* que producen compuestos beneficiosos. Además, una mayor diversidad de bacterias intestinales se correlacionaba con un mayor número de recaídas en un periodo de dos años.

Microbiota y celiaquía: cuando unas «tijeras» lo pueden estropear todo

El gluten está presente en cereales como el trigo, la cebada y el centeno. En las personas sanas, se descompone parcialmente en el estómago y se termina de degradar en el intestino delgado. Sin embargo, algunos fragmentos de gluten no se digieren completamente. En personas con predisposición genética a la celiaquía, pueden generar una respuesta inflamatoria frente al gluten.

La enfermedad celíaca es un trastorno autoinmune en el que el sistema inmunitario reacciona de manera anormal al gluten. Esta reacción provoca una inflamación crónica en el intestino delgado, que afecta a la absorción de nutrientes y causa síntomas digestivos y también extraintestinales.

Aunque hay una base genética y el consumo de gluten es un factor fundamental, hay otra clave en la ecuación: la microbiota intestinal.

En personas con celiaquía se ha observado una disbiosis intestinal caracterizada por un aumento de bacterias proinflamatorias y una reducción de bacterias beneficiosas, lo que podría contribuir a la progresión de la enfermedad. Esto puede influir en la forma en la que el sistema inmunitario responde al gluten, exagerando la reacción inmunitaria y contribuyendo a la progresión de la enfermedad.

Lo más curioso es que existen bacterias que pueden degradar el gluten en fragmentos más pequeños y menos inflamatorios, mientras que otras pueden producir fragmentos que desencadenan respuestas inmunitarias dañinas en personas con predisposición genética a la celiaquía.

La bacteria *Pseudomonas aeruginosa* se ha detectado en el intestino de algunos pacientes celíacos, la cual es capaz de degradar el gluten de manera que genere péptidos altamente reactivos. Estos fragmentos pueden atravesar la barrera intestinal, activar el sistema inmunitario y provocar inflamación. Además, esta bacteria produce moléculas que afectan la permeabilidad intestinal y facilitan la entrada de péptidos del gluten al torrente sanguíneo actuando como potenciadores del daño intestinal en la enfermedad celíaca.

Sin embargo, *Lactobacillus* y *Bifidobacterium* pueden ayudar a romper el gluten en fragmentos menos inmunogénicos y proteger la mucosa intestinal. Además, se ha observado que ciertos *Lactobacillus* pueden degradar proteínas de trigo inflamatorias, mejorando la inflamación intestinal.

Otra bacteria beneficiosa es *Rothia mucilaginosa*, que se encuentra en la cavidad oral y en el intestino, y también degrada fragmentos reactivos del gluten.

Se ha observado que los pacientes celíacos tienen un déficit de ciertas bacterias que ayudan a mantener la integridad intestinal, como las que producen AGCC.

Uno de los estudios más fascinantes sobre la relación entre microbiota y celiaquía se llevó a cabo en gemelos idénticos. A pesar de que compartían exactamente el mismo ADN, solo uno de ellos desarrolló celiaquía. ¿Qué encontraron los científicos? Que la microbiota de ambos gemelos era completamente diferente. El gemelo con celiaquía tenía una mayor cantidad de bacterias que favorecían la inflamación y el gemelo sin celiaquía tenía más bacterias que protegían la mucosa intestinal.

Dado que la microbiota intestinal parece tener una importancia crucial en la enfermedad celíaca, los investigadores están explorando nuevas estrategias terapéuticas basadas en la modulación de la microbiota como el uso de probióticos, dietas personalizadas, terapias basadas en enzimas (ya que algunas bacterias tienen la capacidad de degradar el gluten, se está intentando aislarlas y administrarlas después a pacientes para ayudarlos a digerir el gluten).

MICROBIOTA, ALERGIAS E INTOLERANCIA: CUANDO TODO SE CONFUNDE

Las alergias, tanto las alimentarias como las respiratorias y las cutáneas han aumentado en las últimas décadas, y no es raro que alguien pueda sufrir una reacción alérgica al comer frutos secos, mariscos o incluso ciertas frutas. Pero ¿por qué otras personas pueden disfrutar de estos alimentos sin problema?

La respuesta tradicional ha sido: «su sistema inmunitario reacciona de forma exagerada». Y aunque eso, en parte, es cierto, ahora sabemos que la microbiota también tiene mucho que decir en este asunto.

Como ya hemos comentado, las alergias son una respuesta exagerada del sistema inmunitario ante sustancias que, en la mayoría de los casos, son inofensivas. Estas sustancias, conocidas como alérgenos, pueden encontrarse en el aire, en los alimentos o en productos químicos. Además, existen factores físicos como el calor o el frío, que pueden desencadenar reacciones similares en personas predispuestas. Cuando una persona alérgica entra en contacto con un alérgeno, su sistema inmunitario lo identifica como una amenaza y desencadena una reacción que puede variar desde síntomas leves hasta reacciones graves y potencialmente peligrosas.

Según la Organización Mundial de Alergia, más del 40 % de la población mundial sufre algún tipo de alergia, estimando que entre el 20 % y el 30 % de los niños padecen alguna, siendo la rinitis y la dermatitis atópica las más comunes.

Además, estas cifras parece que incrementan cada año afectando cada vez a un mayor número de personas. Si bien se sabe que la genética y el entorno intervienen en su desarrollo, estudios recientes han identificado que también la microbiota puede estar implicada.

Un estudio publicado en *Nature Communications* analizó a 1 115 niños a raíz del proyecto CHILD, una de las investigaciones más amplias sobre salud infantil. Entre los resultados más importantes destacan que los niños que se criaron durante el primer año con una microbiota menos «madura», con alteraciones en la composición de ciertas bacterias clave, desarrollaron asma, rinitis alérgica, alergias alimentarias o dermatitis atópica a los cinco años. También detectaron gran cantidad de moléculas inflamatorias en sangre y una mayor permeabilidad intestinal.

El uso de antibióticos en el primer año de vida se ha asociado con un mayor riesgo de desarrollar alergias. La lactancia materna hasta los seis meses tuvo un efecto protector, reduciendo esta probabilidad. También el tipo de parto, la exposición a contaminantes y la dieta infantil parecen influir en esa «madurez» de la microbiota intestinal.

Entre los mecanismos propuestos para reducir la probabilidad de sufrir alergias durante la infancia se encuentran la promoción de la lactancia materna, ya que esta contiene prebióticos y bacterias beneficiosas. Evitar, en la medida de lo posible, el uso de antibióticos y cumplir con el calendario vacunal y, por supuesto, como mencionaremos más adelante, incluir una dieta rica en frutas, verduras, legumbres y cereales integrales que promuevan la aparición de bacterias beneficiosas son otras de las medidas preventivas.

Nacer en el campo vs. en la ciudad

Un estudio reciente ha revelado que la exposición a microorganismos durante el embarazo y el desarrollo fetal podría ser muy importante en la maduración del sistema inmunitario del bebé y su capacidad para tolerar alérgenos en el futuro.

Algunos autores plantean la «hipótesis de la baja exposición microbiana y las alergias» sugiriendo que la reducción de la exposición a los microorganismos presentes en la naturaleza, excesivos hábitos de higiene y el uso inmoderado de antibióticos podría provocar un déficit en la maduración del sistema inmunitario, favoreciendo respuestas exageradas, como las alergias. Por supuesto, la mejora de las condiciones sanitarias ha promovido que durante la infancia ocurran menos infecciones y que disminuya la mortalidad infantil causada por las alergias, pero el otro extremo también podría ser perjudicial para la salud.

Un estudio epidemiológico demostró que los niños que crecen en granjas tienen menos alergias y enfermedades autoinmunes en comparación con los que crecen en entornos urbanos. En las granjas, los niños están en contacto con una diversidad mayor de microorganismos (tierra, animales, heno, etc.) desde tierna edad. Este contacto temprano entrena su sistema inmunitario para tolerar mejor los estímulos y evitar respuestas inmunes exageradas como las alergias.

Una investigación comparó a dos comunidades rurales en EE. UU. con estilos de vida similares, pero con diferencias clave en la exposición a microorganismos. Los *amish,* que viven en contacto constante con animales, tenían menos probabilidad de sufrir asma y alergias en comparación con los huteritas, que llevan un estilo de vida parecido, pero con menor contacto con la naturaleza.

Este fenómeno, que es conocido como «la hipótesis de la higiene», sugiere que cierto grado de exposición a microorganismos desde edades tempranas puede ayudar al sistema inmunitario a desarrollar una respuesta más regulada frente a los alérgenos.

Si bien estas diferencias en la microbiota se han estudiado en bebés después del nacimiento, también se plantea que la exposición de la madre a ciertos microorganismos durante el embarazo podría desempeñar un papel aún más importante en la regulación del sistema inmunitario del feto.

Está demostrado que vivir en una granja, con animales, en contacto con la tierra y las plantas, independientemente de si te puede parecer un escenario idílico (o una pesadilla, si no te gustan los bichos), es beneficioso; los bebés cuyas madres han pasado el embarazo en estos lugares (cerca de granjas o establos) tienen menos alergias que aquellos nacidos en entornos urbanos.

No es magia, ¡sino microbiota! La exposición de la madre a ciertos microorganismos durante el embarazo podría modular el desarrollo inmunitario del bebé, favoreciendo una mejor regulación de las respuestas inmunitarias.

Esto abre nuevas posibilidades en la prevención de alergias desde antes del nacimiento, promoviendo estrategias en la madre gestante como el contacto con la naturaleza, una alimentación variada y el mantenimiento de una microbiota saludable durante el embarazo.

Gracias al American Gut Project, que analizó casi 2 000 muestras fecales de adultos, se pudo observar que las personas adultas con menos diversidad bacteriana en el intestino tenían muchas más probabilidades de sufrir alergias (especialmente a frutos secos, a distintos tipos de polen o medicamentos) y que presentaban hasta 7,8 veces más riesgo de desarrollar alergias alimentarias, además de que se advirtió que una disbiosis más acentuada se relacionaba con alergias a frutos secos y alergia estacional. Este vínculo entre la microbiota y el sistema inmunitario también ayuda a explicar por qué algunas alergias van de la mano con otras enfermedades inflamatorias, como el asma o la dermatitis atópica. El intestino está en constante comunicación con el resto del cuerpo, y si hay un desequilibrio en esa microbiota, los efectos pueden sentirse hasta en la piel y los pulmones.

Se ha documentado que algunas personas con microbiotas excepcionalmente diversas y equilibradas pueden ser donantes ideales para trasplantes fecales. Esto sugiere que el contacto prolongado con la naturaleza y un estilo de vida menos industrializado podrían favorecer un ecosistema intestinal más saludable.

La microbiota: más diversa en compañía

Si creciste con hermanos mayores, según algunos estudios, tendrías menos probabilidades de desarrollar alergias. También si durante la infancia tenías muchos amigos, ibas al parque o te llevaron a la guardería. Seguramente, durante un tiempo, estuviste enfermo a menudo y trajiste a tus padres de cabeza con tanta preocupación, pero hoy puedes decir que estabas «ayudando a regular» tu sistema inmunitario.

Las mascotas también pueden formar parte de ese entrenamiento. Recientemente se han publicado varios artículos científicos que demuestran que convivir con mascotas como perros o gatos durante la infancia está relacionado con un menor riesgo de sufrir alergias y asma. La razón es similar: a más exposición a microorganismos, mejor funciona el sistema inmunitario.

Residencias y microbiota

Las personas que viven en residencias, en entornos aislados, sin apenas exposición con el medioambiente natural tienen una microbiota mucho menos diversa que aquellas que viven en sus propios hogares, con sus familiares o en contacto con la naturaleza. Esto tiene un impacto directo en la salud de nuestros mayores o personas que pasan mucho tiempo ingresados en centros hospitalarios.

Uno de los estudios más importantes se llevó a cabo en Irlanda, donde los científicos analizaron la microbiota de 178 personas de entre 64 y 102 años. Se establecieron dos grupos: unos vivían en casa, con una dieta variada y en contacto con el exterior, mientras que el otro grupo vivía en residencias, con dietas más estandarizadas y menor exposición al entorno natural. Los resultados mostraron que aquellos que vivían en residencias tendían a tener una microbiota menos diversa y ciertos marcadores inflamatorios más elevados, lo que se asoció con un peor estado de salud general. Además, la pérdida de diversidad bacteriana se asoció con fragilidad, menor capacidad cognitiva y un sistema inmunitario más debilitado. En cambio, los mayores que vivían en casa, especialmente los que llevaban una alimentación variada y seguían activos, tenían una microbiota más diversa, lo que estaba relacionado con mejor salud en general, tanto física como mental.

Esto puede deberse a que en muchas residencias y hospitales la alimentación es más homogénea, con menos fibra y alimentos fermentados, lo que limita el crecimiento de bacterias beneficiosas. Además, el uso común de fármacos y antibióticos para tratar patologías reduce su diversidad. Vivir solo, o en un ambiente muy aislado, puede reducir la diversidad de la microbiota.

En cambio, las personas mayores que siguen saliendo a pasear, cuidando un jardín, o simplemente pasando tiempo al aire libre mantienen una microbiota más variada. También el contacto con amigos y familiares ayudan a tener un ecosistema microbiano más equilibrado, porque… ¡las bacterias también se comparten!

Microbiota de clausura: aislarse no es bueno

Un estudio en Italia comparó la microbiota de monjas que vivían en conventos con la de ancianos que vivían en casa con sus familias. Las monjas tenían una microbiota menos diversa, similar a la observada en ancianos que viven en residencias, a pesar de llevar una vida tranquila y saludable. ¿Por qué? Porque su entorno era muy cerrado y basado en rutinas. La dieta era poco variada y las interacciones con el exterior, escasas. Este marco más cerrado y con menos diversidad de estímulos ambientales podría limitar la exposición a microorganismos beneficiosos.

Aunque la dieta, la interacción social y la exposición a distintos ambientes, tanto antes del nacimiento como después, pueden influir en la microbiota y la regulación inmunitaria. Otros factores también influyen, como el uso de fármacos, el nivel de actividad física y los hábitos de vida. Por ello, muchas de estas observaciones se basan en asociaciones y no siempre implican una relación causal directa.

IV

LA MICROBIOTA A NUESTRAS ÓRDENES

«Que la comida sea tu medicina».

Hipócrates

Llevamos toda la vida escuchando que «somos lo que comemos», pero si afinamos un poco más, realmente… ¡somos lo que come nuestra microbiota!

Los alimentos son también la fuente de nutrientes de la microbiota, de forma directa para la intestinal, y de forma indirecta para las otras. Una vez que los alimentos llegan al intestino, después de ser parcialmente digeridos en el estómago, son utilizados por los microorganismos que allí se encuentren. Es en este momento cuando, en algunos casos, se establecerá una verdadera guerra o competencia por esos nutrientes, siendo los microorganismos más eficientes en sacar el máximo provecho, los que proliferarán.

Es decir, que el tipo de alimento que ingerimos puede favorecer a unos grupos microbianos sobre otros, alterando el equilibrio de la comunidad. Por ejemplo, una dieta rica en

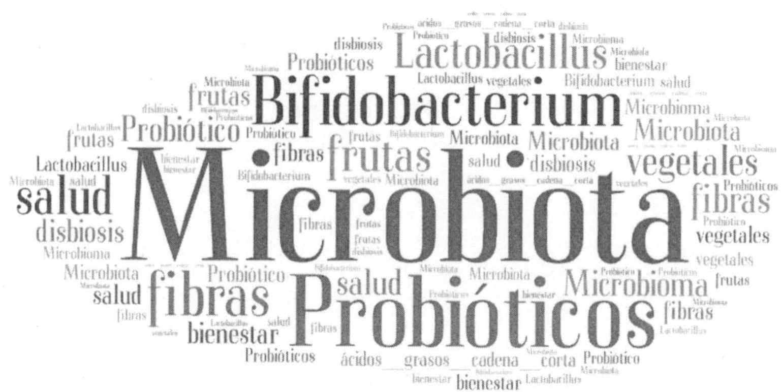

Ilustración de nube de palabras.

fibra puede beneficiar a un tipo de bacterias que tienen estrategias para poder utilizarlas, mientras que una dieta alta en grasas favorece a las bacterias capaces de metabolizar lípidos.

Sin embargo, la dieta no solo aporta nutrientes, sino también nuevos microorganismos, bien porque los alimentos no han sido esterilizados, o bien porque se han producido ex profeso, como es el caso del yogurt, quesos fermentados, kéfir, chucrut, kimchi o miso.

Cuando hablamos de microbiota y dieta, no se trata de contar calorías ni de buscar la fórmula mágica que nos mantenga jóvenes y sanos, sino de entender qué alimentos ayudan a construir un ecosistema microbiano equilibrado y cuáles pueden favorecer la aparición de disbiosis.

Eso sí, todavía hay mucho por descubrir. ¡Así que prepárate para conocer todo lo que sabemos hasta el momento y cómo podemos hacer que nuestra microbiota juegue a nuestro favor!

FIBRAS: EL ELEMENTO VIP PARA LA MICROBIOTA

Cuando hablamos de fibra, nos referimos a un tipo especial de compuesto que forma parte de las estructuras de la materia vegetal y que nuestro cuerpo no puede digerir por sí mismo, pero sí la microbiota. A diferencia de los azúcares, o el almidón, que se descomponen en el intestino delgado, la fibra llega intacta hasta el colon, donde entran en acción los microorganismos intestinales. Y justo las bacterias que se encargan de «comerse» esta fibra son, casualmente, beneficiosas para nuestra salud, ya que producen AGCC, fundamentales para el metabolismo, el mantenimiento de la barrera intestinal, la defensa frente a patógenos y la modulación de la respuesta inmunitaria, entre otros.

Su ausencia genera desequilibrios microbianos importantes, que hace que aumenten grupos de bacterias potencialmente patógenas como *Shigella* y *Escherichia*.

Los ratones sometidos a una dieta sin fibra durante varias semanas presentaron una microbiota capaz de degradar el moco intestinal (sí, la capa de moco del intestino), debilitando la barrera intestinal y aumentando la susceptibilidad a infecciones. Esto demostró que, sin fibra, las bacterias degradadoras de moco como *Akkermansia muciniphila* y *Bacteroides caccae* buscan otras fuentes de nutrientes, afectando la integridad de la barrera intestinal del hospedador. De forma que, en condiciones de estrés o desnutrición, su sobrecrecimiento puede ser problemático.

Dieta vegana, vegetariana y microbiota:
cuanta más fibra, más diversidad

Tanto la dieta vegana como la vegetariana han demostrado que aumentan la diversidad de la microbiota intestinal, incrementando el número de bacterias productoras de AGCC respecto a las dietas omnívoras.

Sin embargo, esto no significa que eliminar la carne sea la clave, sino enriquecer la dieta con más frutas, verduras, legumbres y cereales integrales. No tanto «quitar», sino «añadir» más variedad de alimentos ricos en fibra. La eliminación total de la carne no es necesaria para mejorar la diversidad microbiana. Pero si queremos mantener a nuestra microbiota feliz, tenemos que darle los nutrientes adecuados. Así que la próxima vez que pienses en tu alimentación, no lo hagas solo por ti… sino por los millones de microorganismos que te acompañan cada día.

Grasas: no todas son iguales

Si hay un nutriente polémico, este es la grasa. Más allá de las calorías que aporta, son las modificaciones sobre la microbiota lo que puede influir en nuestra salud a largo plazo.

Las dietas ricas en grasas saturadas tienen un impacto significativo en la microbiota intestinal, incrementando aquellas implicadas en la inflamación, el aumento de peso, la resistencia a la insulina y la permeabilidad intestinal. Aunque algunas dietas ricas en grasas saturadas pueden aumentar la diversidad microbiana, este cambio no siempre es beneficioso, ya que puede favorecer la proliferación de bacterias asociadas con procesos inflamatorios.

Sin embargo, el impacto de las grasas en la microbiota depende de su tipo y origen. La dieta mediterránea o la noruega se caracterizan por el consumo de aceite de oliva y pescado azul y ambos tienen efectos beneficiosos no solo para la salud, sino también para la microbiota, ya que favorecen el crecimiento de especies como *Bifidobacterium*, *Akkermansia* y *Lactobacillus*. El omega-3 y otros ácidos grasos similares incrementan las bacterias productoras de butirato.

Ratones alimentados con dietas ricas en diferentes tipos de grasas mostraron efectos diferenciales. Por ejemplo, las grasas poliinsaturadas (PUFA), presentes en aceites vegetales y pescado, tienen efectos protectores contra el hígado graso, mientras que las grasas moniinsaturadas (MUFA), presentes en alimentos como el aceite de oliva y el aguacate, no mostraron efectos claros sobre la microbiota ni sobre la acumulación de grasa hepática.

En estudios con ratones, trasplantes fecales de microbiota de animales alimentados con dietas saludables, ricas en ácido esteárico, a ratones con dietas ricas en grasas saturadas mostraron una reducción en la acumulación de grasa en el hígado y una mejora en su metabolismo. Esto sugiere que la microbiota intestinal podría estar involucrada en la regulación del metabolismo hepático, aunque se requieren más estudios en humanos para confirmar estos efectos. Por tanto, no se trata de eliminar grasas, sino de elegirlas bien.

CARNE Y MICROBIOTA: UN EQUILIBRIO COMPLICADO

La carne ha sido una fuente clave de proteínas y nutrientes esenciales en la alimentación humana desde hace milenios. Sin embargo, solo en los últimos años la ciencia ha comenzado a descifrar cómo influye su consumo en nuestra microbiota intestinal.

La carne roja y la carne procesada han mostrado efectos negativos en la microbiota y la salud metabólica, pero la carne blanca y el pescado parecen tener un impacto más neutro o incluso beneficioso, aunque depende de la cantidad, el tipo de carne, la forma de cocción y el contexto dietético general. En cambio, el pescado tiene un impacto menos perjudicial en comparación con la carne roja procesada.

La carne roja (vaca y cerdo) aporta proteínas de alta calidad, hierro y zinc, pero la L-carnitina se metaboliza en algunas personas que contienen las bacterias precisas, produciendo TMA (trimetilamina), que luego se transforma por los microorganismos intestinales en TMAO (trimetilamina N-óxido). Los niveles de TMAO son significativamente más altos en humanos omnívoros que en veganos o vegetarianos. Y como vimos en capítulos anteriores, está vinculado con la obesidad y las enfermedades cardiovasculares.

El consumo de carne también está asociado con el enriquecimiento de bacterias resistentes a la bilis (que contiene sales biliares, actuando como detergentes y permitiendo la emulsificación de las grasas), lo que puede ser un factor adaptativo al alto contenido graso de la carne.

También se ha observado que la presencia de *Lactobacillus* sp. puede desempeñar un papel protector uniéndose a ciertas moléculas producidas durante el procesamiento o cocción de la carne y que puede tener propiedades carcinogénicas, ayudando a mitigar sus efectos dañinos.

El consumo excesivo de carne fomenta el crecimiento de bacterias que degradan la mucina intestinal, como *Akkermansia muciniphila*. Aunque esta bacteria tiene beneficios en niveles moderados, si está en cantidades muy (pero muy) representativas puede dañar la capa de mucosa, aumentando la permeabilidad intestinal y favoreciendo la inflamación sistémica.

La inclusión de altos porcentajes de carne roja en la dieta de ratones de experimentación permitió observar un cambio drástico en su microbiota. En solo unas semanas, las bacterias proinflamatorias aumentaron, mientras que las productoras de compuestos beneficiosos disminuyeron. Lo más interesante fue que cuando se reintrodujo fibra en la dieta, parte de estos efectos se revirtieron.

La carne blanca (pollo y pescado) suele tener un impacto menos negativo en la microbiota en comparación con la carne roja, asociándose con una mayor abundancia de bacterias beneficiosas para la salud intestinal y la producción de metabolitos antiinflamatorios.

La carne procesada (embutidos, salchichas, beicon, fiambres) ha sido clasificada por la OMS como carcinógena (Grupo 1) por contener compuestos como nitritos y aminas heterocíclicas formados durante su procesamiento y cocción. Estos productos también pueden alterar el equilibrio bacteriano y podrían favorecer enfermedades, como el cáncer colorrectal.

Se ha observado que poblaciones que tienen una dieta alta en carne procesada presentan una microbiota menos diversa, inflamatoria, lo que puede aumentar el riesgo de enfermedades metabólicas y digestivas.

LÁCTEOS: ALIADOS PARA LA MICROBIOTA

Los productos lácteos fermentados como el yogur o ciertos quesos suelen aportar numerosas propiedades beneficiosas gracias a los nutrientes y al alto contenido de probióticos naturales.

La leche entera puede aumentar la abundancia de *Lactobacillus* y *Bifidobacterium;* esta última también se ha visto que incrementa cuando se consume yogur y kéfir; el yogur puede reducir los niveles de bacterias patógenas y multiplicar las productoras de AGCC; el queso, por su parte, también aporta probióticos naturales y favorece el crecimiento de bacterias beneficiosas como *Lactococcus* y *Streptococcus,* y bacterias productoras de butirato.

Un estudio realizado en la Universidad de California analizó cómo el consumo de yogur afectaba no solo a la microbiota, sino también al estado de ánimo y la actividad cerebral. Los investigadores dividieron a treinta y seis mujeres en tres grupos. El primero de ellos consumió yogur probiótico dos veces al día durante cuatro semanas. El segundo grupo consumió un producto lácteo, pero sin probióticos. Y, el tercer grupo, o control, no consumió lácteos.

¿Qué ocurrió? Las mujeres que tomaron yogur con el probiótico mostraron cambios en la actividad cerebral en áreas relacionadas con la emoción y el procesamiento del estrés. Además, se sintieron más relajadas y con mejor estado de ánimo en comparación con los otros grupos. Esto sugiere que la microbiota intestinal influye en el eje intestino-cerebro y que los probióticos de los productos lácteos podrían estar relacionados en la modulación de nuestras emociones. Por supuesto, se requieren más estudios para confirmar estos resultados.

En Francia, un estudio sobre el consumo de queso fermentado reveló que las personas que lo consumen regularmente tienen niveles más altos de butirato en su intestino. Lo interesante es que esto puede estar detrás de la llamada «paradoja francesa». Este contrasentido se basa en que la dieta francesa incluye bastante grasa por la cantidad de quesos que se consumen, sin embargo, la tasa de enfermedades cardiovasculares es más baja que en otros países occidentales. La hipótesis que se plantea es que los compuestos bioactivos y los microorganismos presentes en los quesos fermentados favorecen una microbiota equilibrada, lo que ayuda a reducir la inflamación y mejorar la salud cardiovascular.

¡Toma huevos!

Los huevos son uno de los alimentos más completos de la naturaleza, ricos en proteínas, vitaminas y minerales. Pero ¿cómo afectan a nuestra microbiota intestinal?

Su impacto varía según su procesamiento. Mientras que los huevos enteros no parecen alterar significativamente la diversidad de la microbiota intestinal, la proteína de clara ha mostrado efectos positivos al aumentar la abundancia de *Lactobacillus* y otros microorganismos beneficiosos.

Pero ¡ojo!, porque los huevos contienen colina y, como hemos visto, ciertos componentes de la microbiota que está en algunas personas la puede convertir en TMAO. Sin embargo, estudios recientes han indicado que el consumo moderado de huevos no incrementa significativamente los niveles de TMAO en personas sin patologías asociadas. Por tanto, comer huevos con moderación y dentro de una dieta equilibrada no tiene por qué dañar a la microbiota en individuos sanos.

Dietas y microbiota

Dieta cetogénica: un cambio radical

Seguramente has oído hablar de la dieta cetogénica, o ceto, en la cual se reducen drásticamente los carbohidratos (a menos de 50 g/día), pero se incrementan las grasas, actuando de principal fuente de energía.

Aunque esta dieta es conocida por su impacto en la pérdida de peso, también ha sido utilizada en el tratamiento de enfermedades metabólicas, inflamatorias y neurológicas, pues la microbiota también cambia por completo.

Las heces de voluntarios sometidos a una dieta cetogénica durante cuatro semanas mostraron una disminución importante en la diversidad de microorganismos en general, así como de ciertos grupos bacterianos en particular, como *Bifidobacterium* y *Lactobacillus*, debido a la falta de fibra y a la eliminación de carbohidratos fermentables (y, por tanto, a una disminución de AGCC). Al mismo tiempo, se observó un aumento de otras especies bacterianas como *Bacteroides* y *Akkermansia muciniphila*, capaces de utilizar sustratos alternativos, como los aminoácidos y lípidos presentes en la dieta. Estos fortalecen la barrera intestinal y disminuyen la inflamación, siempre que estén en abundancia y en equilibrio.

En ratones se observó que una dieta alta en grasas, pero sin restricción de carbohidratos, aumentaba la presencia de *Firmicutes* y reducía *Bacteroidetes* (patón relacionado con la obesidad y resistencia a la insulina), mientras que la dieta cetogénica hacía lo contrario. Esto tiene sentido porque los *Firmicutes* extraen la energía de los hidratos de carbono con más eficiencia y su presencia está asociada al consumo de estos. Los *Bacteoides*, sin embargo, están en dietas en las que no hay tantos hidratos de carbono. Por tanto, el impacto de la grasa depende de que haya también carbohidratos. Cuando son altos los dos, incrementa *Firmicutes*.

Estos hallazgos sugieren que la relación entre la grasa y la microbiota intestinal está modulada por la presencia de carbohidratos y la cantidad de fibra en la dieta.

Sin embargo, esta dieta puede afectar a la producción de ciertas vitaminas y a la capacidad de digerir algunos carbohidratos cuando se introducen de nuevo, por lo que es recomendable incluir vegetales ricos en fibra (como espárragos, aguacate y almendras) o consumir productos que contengan bacterias probióticas. Y recordemos que, aunque la dieta contenga fibra, el alto contenido graso puede alterar la barrera intestinal y su permeabilidad, y aumentar el riesgo de inflamación sistémica.

DIETAS RICAS EN GRASAS Y AZÚCARES: UN DURO GOLPE

Sabemos que una dieta rica en grasas y azúcares no es muy saludable… tampoco para la microbiota.

En estudios en ratones sometidos a una dieta con mucho azúcar y grasa se observó que había menos bacterias beneficiosas, que aumentaron otras relacionadas con inflamación, que se había producido un daño en la pared intestinal y que existían problemas metabólicos, con las mismas consecuencias que las que hemos citado en apartados anteriores. Sin embargo, lo más llamativo fueron las alteraciones a nivel cerebral, como la degeneración neuronal, además de otras alteraciones relacionadas con el estado de ánimo y la memoria.

Sin embargo, volviendo a los humanos, existen poblaciones que comen grandes cantidades de carbohidratos y ¡nunca desarrollan diabetes tipo 2! Esto sugiere que el tipo de carbohidrato y otros factores, como la microbiota y el estilo de vida, son fundamentales. Por ejemplo, los hadza de Tanzania, una tribu de cazadores-recolectores cuya dieta incluye un alto consumo en miel y tubérculos ricos en almidón, no presentan los índices tan altos de diabetes como en Occidente. Los investigadores descubrieron que la microbiota de los hadza tiene una mayor diversidad y abundancia de bacterias especializadas en fermentar fibra y producir grandes cantidades de AGCC, como el butirato, en comparación con las poblaciones urbanas occidentales.

Sin embargo, para el resto de los mortales que consumen dietas altas en carbohidratos refinados, lo normal es que se eleven los niveles de glucosa en sangre y que aumente el riesgo de diabetes tipo 2.

Durante siglos, los habitantes de un pequeño grupo de islas en el Pacífico siguieron una dieta tradicional basada en pescado y frutas tropicales, con muy pocos alimentos procesados. Su microbiota estaba adaptada a esta dieta rica en fibra y grasas naturales. Esta población no presentaba obesidad, diabetes ni enfermedades metabólicas. Pero, en la década de 1970, muchos de sus habitantes comenzaron a emigrar a Nueva Zelanda, donde su dieta cambió radicalmente. Empezaron a consumir más azúcar, harinas refinadas y alimentos ultraprocesados. Desde ese momento, su peso no dejó de aumentar, al igual que los niveles de inflamación y el número de casos de diabetes tipo 2. Su microbiota intestinal cambió drásticamente, con una reducción en la diversidad y un aumento de bacterias asociadas con la obesidad y la resistencia a la insulina, consecuencias típicas de este tipo de dieta.

Los investigadores de la Universidad de Harvard hicieron un experimento bastante llamativo para ver cómo reaccionaba la microbiota a una comida ultraprocesada. Un grupo de voluntarios estuvo alimentándose durante cinco días solo de comida rápida, incluyendo hamburguesas, patatas fritas y refrescos. Los análisis de su microbiota mostraron que esta había cambiado de forma radical. Cuando los voluntarios volvieron a una dieta equilibrada, sus microbiotas tardaron varias semanas en recuperarse, lo que demuestra que el daño causado por los alimentos ultraprocesados no desaparece de inmediato y que la microbiota tarda en «perdonarte» el daño que le has hecho.

Dieta libre de gluten: solo cuando no queda más remedio

El gluten está presente en cereales como el trigo, la cebada y el centeno, siendo su eliminación completa de la dieta el único tratamiento posible para las personas con celiaquía. Sin embargo, en los últimos años ha aumentado el número de personas que también ha eliminado el gluten de su dieta sin tener celiaquía debido a una moda alimentaria. Es decir, parece que no tomar gluten nos vuelve más sanos. ¿Estamos seguros?

Un estudio publicado recientemente por la investigadora española Yolanda Sanz, pionera y experta en el estudio de la microbiota, reveló qué sucede en individuos sanos que adoptan una dieta sin gluten durante un mes. Los resultados muestran una disminución en los niveles de *Bifidobacterium y Lactobacillus*, dos géneros de bacterias asociadas con la salud intestinal y la inmunidad.

Estos cambios sugieren que eliminar el gluten puede afectar el equilibrio de la microbiota intestinal, lo que podría comprometer la salud digestiva, pero también la inmunitaria, ya que se observó, además, que su supresión conlleva una disminución de la respuesta inmunitaria, lo que podría afectar a la capacidad del cuerpo para responder a infecciones y regular la inflamación.

Por tanto, los investigadores recomiendan no eliminar el gluten si no hay una necesidad médica para hacerlo. En individuos sin enfermedad celíaca, o sensibilidad al gluten, eliminarlo totalmente, sin una compensación adecuada en la dieta, podría afectar negativamente a la microbiota intestinal.

Si no queda más remedio que eliminarlo, hay que asegurar una ingesta suficiente de fibra a través del consumo de legumbres, frutas y verduras para favorecer el crecimiento de bacterias beneficiosas.

Otro estudio interesante analizó la microbiota intestinal de deportistas que seguían una dieta sin gluten pese a no tener celiaquía. Muchos de los participantes afirmaban que se sentían mejor, pero, a nivel de microbiota, nuevamente se encontró una disminución en la diversidad bacteriana y en la producción de AGCC. Curiosamente, cuando reintrodujeron el gluten en cantidades moderadas, su microbiota volvió a mejorar en cuestión de semanas.

Estudios hechos en bebés y niños con predisposición genética a la celiaquía han sugerido que una microbiota en la infancia caracterizada por bacterias beneficiosas aportadas por una dieta rica en fibras podría retrasar la aparición de la enfermedad. Esto ha llevado a investigar si modificaciones en la microbiota desde edades tempranas podría ser una forma de prevención.

¿Recordáis que hace unas páginas vimos que hay bacterias que tienen una especie de «tijeras» que cortan moléculas en trocitos, haciéndolos más pequeños y menos reactivos? Pues se ha planteado usar esta característica para mejorar la digestión del gluten en personas sensibles, añadiendo a su dieta probióticos que contengan este «utensilio». Sin embargo, esta estrategia aún está en investigación.

No todas las sensaciones digestivas que cursan con dolor y problemas gastrointestinales se deben al gluten, y eliminarlo sin una razón médica podría generar más problemas que beneficios a largo plazo.

¿Dieta mediterránea vs. occidental?

La dieta mediterránea se caracteriza por el consumo de aceite de oliva, frutas, verduras, pescado y proteínas, minimizando el consumo de carnes rojas y productos ultraprocesados.

Este tipo de alimentación se ha descrito como saludable, en concreto cardioprotectora, pero es también preciosa porque modula la microbiota intestinal, promoviendo una mayor diversidad microbiana y un equilibrio óptimo de bacterias beneficiosas frente a las perjudiciales.

Sin embargo, en las últimas décadas, la adopción de una dieta occidental, caracterizada por el alto consumo de alimentos procesados, azúcares refinados y grasas saturadas, se ha asociado con una disminución de la diversidad microbiana intestinal. El predominio de bacterias proinflamatorias junto a una mayor predisposición a enfermedades metabólicas, como la obesidad, la diabetes tipo 2 y la reducción de AGCC, alteran la permeabilidad intestinal e incrementa la probabilidad de sufrir numerosas patologías de vario tipo y consideración.

Se han hecho estudios de personas mayores de sesenta y cinco años que seguían una dieta mediterránea, cuya macrobiota se analizó y comparó con la de coetáneos que seguían una dieta basada en comida rápida y ultraprocesados. Los que seguían la dieta mediterránea tenían una microbiota «más joven», con bacterias similares a las de personas diez años menores.

En otras palabras, comer alimentos saludables y de forma equilibrada no solo prolonga la vida, sino que también mantiene a tu microbiota en modo «juventud eterna».

Microbiota rural vs. microbiota industrial

Otros estudios curiosos han analizado la microbiota de personas que viven en un entorno rural vs. la microbiota de personas que viven en grandes ciudades. La dieta y que se suele llevar en un ambiente rural se caracteriza por ser más natural, rica en fibras, con productos frescos y de temporada; las comidas se preparan diariamente, sazonadas con especias naturales que conservan las propiedades intactas de los alimentos y usando pocos conservantes. Esta microbiota varía en composición, sobre todo estacionalmente, debido al cambio de los productos disponibles cada temporada. Además, las poblaciones rurales tienen una microbiota intestinal más rica y diversa debido a la exposición a microorganismos del entorno natural y al menor contacto con la contaminación del aire.

La microbiota de estas personas también muestra una mayor flexibilidad funcional, lo que le permite adaptarse mejor a cambios en la dieta y el ambiente, además de estar enriquecida en bacterias beneficiosas.

Sin embargo, la microbiota de las personas que viven en ambientes industrializados es menos diversa debido a un mayor consumo de alimentos procesados y a una menor exposición al ambiente natural. No obstante, a pesar de su menor diversidad, muestra menos fluctuaciones estacionales debido a la disponibilidad constante de los mismos alimentos durante casi todo el año en los supermercados. La dieta moderna incluye, por otra parte, más alimentos procesados, azúcares refinados y grasas, lo que favorece el crecimiento de bacterias perjudiciales y la reducción de bacterias que usan las fibras.

La variabilidad funcional de la microbiota es menor, lo que podría limitar su capacidad de adaptación a cambios metabólicos o dietéticos.

Vitaminas y microbiota: una sinergia clave

Las vitaminas son micronutrientes esenciales que el organismo necesita en pequeñas cantidades para llevar a cabo funciones biológicas clave, como el metabolismo energético, la función inmunológica y la reparación celular.

Aunque la mayoría de las vitaminas se obtienen a través de la alimentación, algunas pueden sintetizarse en el organismo con la ayuda de la microbiota intestinal, como la vitamina K_2, sintetizada por *Bacteroides* y *Firmicutes*, y ciertas vitaminas del complejo B (como la vitamina B_{12}, generada por ciertas especies de Proteobacterias, o la vitamina B9 [ácido fólico o folato], producida por algunas actinobacterias como *Bifidobacterium*).

Sin embargo, no hay que olvidar que la fuente principal para obtener estas vitaminas sigue siendo la dieta. También se da el proceso contrario, y las vitaminas pueden regular y modular la diversidad de la microbiota, ya sea directa, o indirectamente, modulando la función inmunitaria y la barrera intestinal. Veamos algunos casos.

Por ejemplo, la vitamina A incrementa la abundancia de *Bifidobacterium* y *Akkermansia,* regula la producción de moco intestinal y fortalece la barrera epitelial. Las vitaminas del complejo B y la vitamina C favorecen la proliferación de bacterias productoras de AGCC; la vitamina D modula la diversidad bacteriana y reduce la inflamación intestinal (su déficit se ha asociado con trastornos inflamatorios intestinales, como la enfermedad de Crohn y la colitis ulcerosa); la vitamina E influye en la integridad de la barrera intestinal y la vitamina K, a su vez, favorece el crecimiento de *Bifidobacterium* y *Lactobacillus*, esenciales para el equilibrio intestinal.

Dieta alta en sal: un enemigo silencioso

Todos sabemos que el consumo excesivo de sal está relacionado con la hipertensión y problemas cardiovasculares, pero lo que muchos desconocen es que también puede alterar la microbiota intestinal. Aunque los estudios sobre este tema aún son limitados, los que se han realizado demuestran que una dieta rica en sal modifica la composición microbiana del intestino. Se ha observado que niveles de sal en la dieta en torno al 4 % incrementan la proporción *Firmicutes/Bacteroidetes* (que, recordemos, algunos estudios lo vinculan con los procesos de obesidad). Además, ciertos grupos bacterianos menos comunes en dietas bajas en sal parecen proliferar en personas que consumen cantidades mayores, lo que sugiere que la sal ejerce una selección sobre ciertas bacterias de la microbiota.

En un estudio realizado en la tribu himba de Namibia, los investigadores analizaron la microbiota intestinal de estas comunidades nómadas, que llevan una dieta con un consumo muy bajo de sal. Estas poblaciones presentaron una mayor diversidad microbiana intestinal en comparación con las poblaciones urbanas occidentales y una mayor abundancia de *Lactobacillus*, lo que podría estar relacionado con una menor incidencia de inflamación y enfermedades autoinmunes. Esto refuerza la idea de que los cambios en la dieta moderna de las sociedades industrializadas, incluido el alto consumo de sal, podrían estar modificando negativamente la microbiota y aumentando la inflamación.

Otra evidencia interesante viene de estudios en ratones, en los cuales una dieta alta en sal reducía la abundancia de

Lactobacillus murinus, una bacteria con capacidad antiinflamatoria. Además, los ratones estaban inmunoestimulados y con una presión arterial alta.

De este modo, la próxima vez que quieras echarle otra pizca de sal a la comida, piénsatelo dos veces.

Restricción calórica: cuando ponemos a la microbiota entre las cuerdas

La cantidad y calidad de los nutrientes que ingerimos tienen un impacto significativo en la composición y funcionalidad de la microbiota intestinal. Tanto la ausencia de ciertos nutrientes, como la fibra, así como la restricción calórica pueden alterar el equilibrio microbiano y tener consecuencias para la salud.

La falta de nutrientes esenciales provoca deficiencias nutricionales y afecta negativamente a la microbiota intestinal. Estudios como los realizados en poblaciones infantiles de Malawi (ver el trabajo de Smith *et al.* 2013 y el trabajo de Subramanian *et al.,* 2014) en niños de Bangladesh han demostrado que el grado de inmadurez de la microbiota está directamente relacionado con el grado de malnutrición. Esto subraya la estrecha interacción entre la dieta y la microbiota en contextos de salud y enfermedad.

Dependiendo de su duración, la restricción calórica también afecta a la microbiota. En dietas inferiores a un mes, se ha observado una reducción de bacterias productoras de butirato. Si la restricción calórica se prolonga al menos diez semanas, se observa un aumento de *Bacteroides.* Cuando la dieta se mantiene durante un año, se observa un incremento de *Bacteroides* y también una disminución de bacterias del filo *Actinobacteria,* un cambio que no se observa en restricciones a corto plazo. Estos hallazgos son relevantes, porque el incremento de *Bacteroides* invierte la relación *Firmicutes/ Bacteroidetes*, cuyo valor elevado se relaciona con procesos de obesidad. Sin embargo, la reducción de Actinobacteria podría implicar una pérdida de bacterias como *Bifidobacterium*. Estos cambios destacan cómo la ingesta calórica no solo influye en el metabolismo del huésped, sino también en la estabilidad y composición de la microbiota.

Otros estudios han evaluado los efectos de una dieta muy baja en calorías (800 kcal/día) durante ocho semanas en la microbiota intestinal en personas obesas, comparando su composición antes y después de la intervención. Posteriormente, se trasplantó la microbiota obtenida a ratones libres de microorganismos para analizar su impacto en la composición microbiana.

Los principales resultados mostraron que, efectivamente, hubo un cambio en la diversidad microbiana; los grupos bacterianos relacionados con la inflamación disminuyeron, lo que sugiere un cambio favorable en la composición de la microbiota tras la restricción calórica. Además, los ratones que recibieron el trasplante de heces de pacientes que finalizaron la dieta mostraron menor acumulación de grasa corporal y una mejor tolerancia a la glucosa en comparación con los ratones que recibieron la microbiota de los voluntarios al inicio del ensayo. No se observaron diferencias significativas ni en los ratones ni en el consumo de alimentos ni en la eliminación de más materia fecal o cambios en la absorción calórica, lo que sugiere que los cambios metabólicos observados fueron mediados principalmente por la microbiota y no por variaciones en la ingesta calórica.

Además, algunas investigaciones en personas longevas han encontrado características en su microbiota parecidas a las que hemos mencionado, lo que sugiere que una restricción calórica podría tener un papel importante en la salud a largo plazo.

Ayuno intermitente: cuando «reseteamos» el intestino

El ayuno intermitente ha ganado popularidad en los últimos años como una estrategia para la pérdida de peso y la mejora de ciertos procesos metabólicos. Además de su impacto en la regulación del metabolismo energético, estudios recientes han revelado que este tipo de dieta modula la microbiota intestinal, influyendo en la composición y funcionalidad de las bacterias que habitan el tracto gastrointestinal.

Un estudio reciente realizado en 72 participantes con distintos índices de masa corporal (desde peso normal hasta obesidad), analizó los efectos del ayuno intermitente durante tres semanas. En este periodo, los participantes consumieron su dieta habitual durante cinco días a la semana, mientras que en dos días alternos redujeron su ingesta calórica al 25 % de su consumo normal.

Tras las tres semanas de ayuno intermitente se observaron cambios significativos, como una reducción del peso y del índice de masa corporal, así como una disminución del índice de aterosclerosis (marcador clave en la evaluación del riesgo cardiovascular). Lo más llamativo es que estos efectos beneficiosos se observaron independientemente del peso inicial de los participantes, lo que sugiere que este tipo de dieta puede ser útil tanto en personas con obesidad como en individuos con un peso normal.

Respecto a la microbiota, se detectó una disminución de bacterias perjudiciales y un incremento de bacterias que reducen la inflamación y mejoran la sensibilidad a la insulina. También se observó que aumentaron el número de grupos microbianos, con una mayor capacidad para aprovechar los nutrientes de origen vegetal, y el de especies productoras de AGCC.

Un caso fascinante sobre ayuno y microbiota se ha observado en monjes budistas que practican ayuno intermitente de manera natural. Estos monjes solo comen durante un periodo de seis horas al día, ayunando el resto del tiempo.

Investigadores analizaron su microbiota y descubrieron que era más diversa y rica en bacterias beneficiosas. Además, su perfil inflamatorio era más bajo en comparación con personas que comían en horarios normales. También la producción de AGCC era mayor, lo que podría estar vinculado a los beneficios del ayuno en la longevidad y a la reducción de enfermedades metabólicas.

Sin embargo, este fenómeno no es exclusivo de los monjes budistas. Se han observado resultados parecidos en poblaciones en las que en algún momento se practican periodos de ayuno intermitente, como en algunas comunidades islámicas durante el Ramadán, o como parte de otras prácticas religioso-espirituales, o médico-terapéuticas.

También es importante destacar que la investigación en este campo es muy reciente y está todavía en desarrollo. Hacen falta más estudios que ayuden a comprender todos los mecanismos implicados.

El gran desafío de encontrar la dieta perfecta

A pesar de los numerosos estudios, la microbiota de cada individuo es un ecosistema dinámico, que no responde de la misma manera a todas las dietas. Nuestra microbiota es muy compleja y existen muchos factores que determinan qué microbiota es óptima para cada individuo. El triángulo dieta-microbiota-huésped es muy complejo, pudiendo un mismo alimento tener efectos beneficiosos o perjudiciales en diferentes individuos o contextos clínicos.

Por eso, hoy en día es complicado, si no imposible, encontrar una dieta «mágica» que sea efectiva para cualquier caso, condición y circunstancia. Sin embargo, no todo está perdido, ya que la ciencia sigue no solo estudiando la microbiota para conocerla mejor, sino también desarrollando estrategias para mantenerla en equilibrio, o recuperarlo, tras un procesos de disbiosis.

En los siguientes apartados hablaremos de algunas de las estrategias más conocidas y de otras que están en desarrollo para poner «en su sitio» a la microbiota.

Probióticos: superpoderes en el intestino

¿Te has preguntado alguna vez por qué los yogures se publicitan más y mejor cuando contienen bacterias beneficiosas? La respuesta está en los probióticos, unos microorganismos vivos que aportan beneficios a nuestra salud cuando se consumen en cantidades adecuadas, según lo define la Organización Mundial de la Salud (OMS).

Pero ¿de dónde viene el interés por los probióticos? Aunque actualmente nos parecen algo moderno, su historia es mucho más antigua de lo que crees.

A principios del siglo xx, Iliá Metchnikoff obtuvo el Premio Nobel de Medicina por sus estudios acerca de los pastores de los Balcanes. El microbiólogo franco-uraniano se preguntaba por qué vivían tanto tiempo y con tan buena salud, y tras un tiempo de observación, descubrió que estos pastores consumían regularmente leche fermentada con bacterias del género *Lactobacillus*, lo que parecía mejorar su digestión y proteger su salud. Metchnikoff creyó que la «putrefacción» en el intestino era una de las causas del envejecimiento y propuso que las bacterias del yogur podían desplazar a los microorganismos dañinos. Básicamente, quiso combatir el envejecimiento con bacterias «buenas».

A lo largo de los años, este interés ha ido en aumento, y hoy sabemos que los probióticos no solo ayudan a mantener el equilibrio de la microbiota intestinal, sino que también pueden reducir trastornos digestivos, fortalecer el sistema inmunitario, reducir la inflamación y hasta participar en la regulación de parámetros metabólicos, como la síntesis de vitaminas y el control del colesterol.

Pero tampoco se trata de ir corriendo a comprar el primer yogur que haya en el supermercado, porque… ¡No todo lo que tiene bacterias es un probiótico, ni solo hay probióticos en el yogur!

Muchas marcas usan la palabra «probiótico» en sus envases, pero no todos los productos con bacterias vivas pueden llamarse así. Para que un alimento se gane el título de «probiótico» debe cumplir con ciertos requisitos. Por ejemplo:

1. Los microorganismos deben estar vivos y en cantidad suficiente (generalmente, entre 10^6 y 10^8 UFC/g o, lo que es lo mismo, en unidades formadoras de colonias por cada gramo). Ojo, también pueden estar muertos, pero entonces ya no se llaman probióticos. Lo veremos más adelante.

2. Deben evidenciar efectos beneficiosos en estudios científicos. Por ejemplo, bacterias como *Lactobacillus* y *Bifidobacterium* han demostrado mejorar la salud digestiva.

3. Y, muy importante, deben ser seguros para el consumo humano. Algunos han recibido la clasificación «GRAS» (generalmente reconocidos como seguro).

Una de las cepas probióticas más estudiadas es *Escherichia coli* Nissle 1917, descubierta durante la Primera Guerra Mundial, cuando el médico Alfred Nissle observó que los soldados que la tenían en su intestino no enfermaban de diarrea infecciosa, a diferencia de sus compañeros, de ahí que se convirtiera en un agente terapéutico para tratar infecciones intestinales y que todavía hoy, principalmente en Europa, se siga comercializando como probiótico.

Pero cuidado, no salgas corriendo a buscar a la primera *E. coli* que te encuentres. No son todas beneficiosas ni mucho menos. Hay otras terriblemente patógenas. Esos efectos beneficiosos se han encontrado en *E. coli* Nissle 1917, específicamente.

Además, los probióticos no se limitan solo a su uso en humanos, sino también en veterinaria, y no solo al mundo terrestre, sino también al acuático. En piscifactorías, ciertos probióticos además de mejorar la salud de los organismos cultivados (moluscos, peces, crustáceos, etc.) optimizan la calidad del agua y el equilibrio microbiano en el entorno, lo que refleja su versatilidad y utilidad más allá de la salud humana.

Incluso, ¡en la apicultura!, como el caso del *Lactobacillus johnsonii* CRL 1647. Se aisló del tracto intestinal de la abeja *Apis mellifera*. Entre otras propiedades, estimula la producción de huevos por parte de la abeja reina, provoca un incremento de la producción de miel en casi un 40 % y una reducción de la incidencia de enfermedades en las colonias.

Volviendo a los humanos, los probióticos actúan principalmente modulando la microbiota intestinal y normalizando su composición. Este equilibrio tiene efectos en tres áreas clave: la inmunomodulación, el mantenimiento de la salud intestinal y los procesos metabólicos.

En términos de inmunidad, los probióticos pueden fortalecer las defensas del organismo, reducir las reacciones alérgicas y disminuir la inflamación.

En la salud intestinal, pueden mejorar la inmunidad de las mucosas, reducir trastornos digestivos como diarreas o infecciones y promover la tolerancia a la lactosa.

A nivel metabólico, los probióticos contribuyen a la síntesis de vitaminas y ayudan a controlar niveles de colesterol, lo que tiene beneficios para la salud cardiovascular.

Fuentes naturales de probióticos: más allá del yogur

Los probióticos son microorganismos vivos que se encuentran en diversas fuentes naturales y alimentos fermentados y que, al ser consumidos en cantidades adecuadas, aportan beneficios a la salud del huésped.

Además de en los yogures, los probióticos también están presentes en el kéfir y el kurut, o en quesos, pero también contienen probióticos algunos vegetales (chucrut, kimchi, encurtidos naturales), bebidas fermentadas (kombucha) y, por supuesto, la leche materna.

En Japón, el natto (soja fermentada) contiene *Bacillus subtilis*, una bacteria que podría ayudar a reducir el riesgo de osteoporosis al favorecer la absorción de calcio.

Asimismo, muestras fecales de adultos sanos y niños han permitido identificar y aislar cepas probióticas relevantes como *Bifidobacterium longum* y *Lactobacillus acidophilus*, las cuales contribuyen a mantener el equilibrio intestinal.

¿Qué hace un microorganismo para ganarse el «título» de probiótico?

No cualquier bacteria se merece el «título honorífico de probiótico». Este distintivo está reservado para una élite bacteriana cuyo objetivo es llegar al intestino vivas y listas para luchar. Pero no cualquier microorganismo puede unirse a esta misión. Debe pasar por un entrenamiento de supervivencia extremo y unas pruebas de seguridad y eficacia rigurosas antes de ser considerado un «probiótico oficial». Para ello debe cumplir con unos requisitos clave.

1. En primer lugar, los microorganismos deben ser capaces de tolerar las condiciones extremas y absolutamente

hostiles del tracto digestivo. El camino desde la boca hasta el intestino es como una carrera de obstáculos mortal. Primero, los probióticos deben resistir el ácido del estómago, tan fuerte que puede disolver cualquier cosa viva. Luego, si logran salir con vida, deben enfrentarse a las sales biliares en el intestino delgado, que actúan como detergentes para disolver grasas… y también bacterias.

En laboratorios, los científicos recrean el proceso de digestión simulando los jugos gástricos y observando qué bacterias sobreviven y cuáles «mueren en el intento». Solo las más resistentes pasan la prueba.

2. Además, no basta con llegar al intestino, ¡también hay que ganarse un lugar allí! Una vez en su destino final, los probióticos deben ser capaces de adherirse a la mucosa intestinal para evitar que sean arrastrados fuera del cuerpo. Por si fuera poco, deben competir por espacio y nutrientes con las bacterias que ya están allí.

3. Las bacterias deben ser seguras, lo que implica que no sean tóxicas ni patógenas y que no presenten efectos adversos en las personas o animales que las consuman, y confirmar que no contienen genes de resistencia a antibióticos transferibles, lo cual podría representar un riesgo para la salud pública.

4. Deben tener un impacto positivo en la salud (y demostrable científicamente), y es crucial que las condiciones de procesamiento y almacenamiento del producto no alteren sus propiedades probióticas. Para ello, se diseñan cuidadosamente formulaciones que garantizan la estabilidad y viabilidad de las células probióticas. Es decir, es importante que se mantengan bien en el producto, en la cantidad adecuada y que conserven su función una vez que se ingieren.

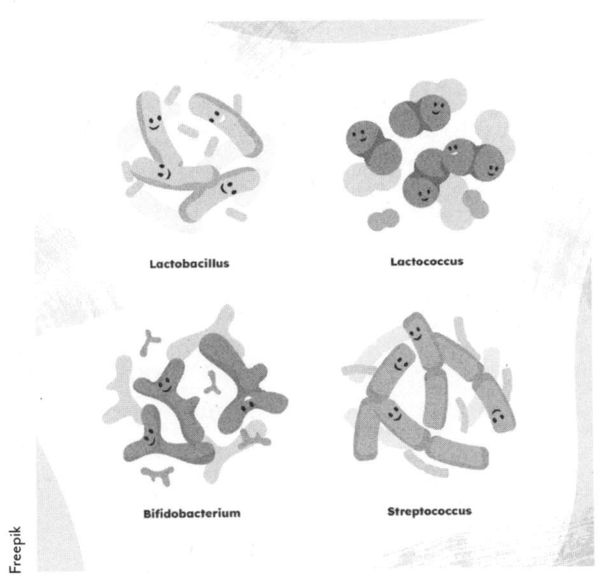

Ilustración sobre probióticos.

Adicionalmente, se implementan controles estrictos durante la producción para evitar la contaminación cruzada entre lotes, asegurando que el producto final sea seguro para el consumo humano.

Si el producto cumple con estos criterios, la Administración de Alimentos y Medicamentos de EE. UU. (FDA) les otorga la etiqueta GRAS (recordemos que significa «generalmente reconocido como seguro»). En Europa, la Autoridad Europea de Seguridad Alimentaria (EFSA) le concede la certificación Presunción Calificada de Seguridad (QPS), lo que significa que ha sido evaluado y aprobado por expertos.

El viaje de un probiótico: de la naturaleza a tu intestino

Los probióticos no «nacen» en un laboratorio, sino que tienen su origen en lugares tan diversos como productos fermentados, el suelo, la leche materna o el intestino. La famosa bacteria *Lactobacillus reuteri* fue aislada por primera vez en 1962 del intestino de un soldado estadounidense y, desde entonces, ha sido objeto de numerosos estudios por sus beneficios para la salud.

Una vez identificadas estas bacterias, los científicos las cultivan en laboratorio y las someten a una serie de pruebas para saber si cumplen con los requisitos mencionados anteriormente. Cuando se han seleccionado las cepas más resistentes, el siguiente paso es convertirlas en un producto comercializable. Pero esto no es tan sencillo como meter un puñado de bacterias en un yogur y listo. Hay que evaluar su capacidad de adaptarse a procesos industriales, como la deshidratación o la exposición al oxígeno, que son inevitables durante la fabricación de productos.

Una vez que el probiótico ha pasado todas estas pruebas, llega el momento de prepararlo para el mercado. Los fabricantes deben garantizar que el producto cumpla con estándares de calidad muy estrictos. Por ejemplo, se utilizan técnicas como la microencapsulación, que envuelven las bacterias en una especie de «cápsula protectora» para que puedan sobrevivir mejor durante el almacenamiento y durante su viaje por el intestino. Además, se asegura que la etiqueta del producto ofrezca información clara sobre la cantidad de probióticos presentes, cómo almacenarlo correctamente y dónde obtener más información si el consumidor lo necesita.

Mitos y verdades sobre los probióticos

Los probióticos están de moda, pero con tanta información circulando es fácil caer en mitos o malentendidos, por lo que es bueno informarse para poder tomar las mejores decisiones.

«Todos los yogures son probióticos»: FALSO

Aunque muchos yogures contienen bacterias lácticas, no todos cumplen con los criterios para ser probióticos. Para que un producto sea considerado probiótico debe contener cepas específicas en cantidades suficientes y haber demostrado beneficios para la salud en estudios científicos. Muchos yogures comerciales se someten a procesos de pasteurización después de la fermentación, lo que puede matar las bacterias vivas.

«Los probióticos colonizan el intestino para siempre»: FALSO

Su efecto es temporal y depende de su consumo regular. Y, por supuesto, depende de lo que se encuentren en el intestino. Si la dieta y los hábitos de vida no son saludables, no servirá de nada consumir probióticos, porque ni sobrevivirán ni se mantendrán, por no tener los nutrientes necesarios. Esto nos lleva al siguiente mito.

«Los probióticos sustituyen a una dieta saludable»: FALSO, ¡falsísimo!

Los probióticos pueden ser beneficiosos, pero no son una solución mágica ni pueden compensar una dieta pobre en nutrientes. Si no consumes suficientes fibras, los probióticos no podrán hacer su trabajo correctamente. Comer alimentos ultraprocesados o llevar hábitos de vida poco saludables y tomar probióticos no sirve de nada.

«Todos los suplementos probióticos son iguales»: FALSO

No todos los suplementos probióticos contienen ni las mismas especies ni las mismas cepas ni las mismas dosis. Algunos contienen microorganismos sin respaldo científico, mientras que otros han sido ampliamente estudiados. Busca productos que especifiquen la cepa exacta (por ejemplo, *Lactobacillus rhamnosus* GG en lugar de solo *Lactobacillus*) y que indiquen la cantidad de UFC (Unidades Formadoras de Colonias).

«Cuantos más probióticos, mejor»: FALSO

Más no siempre es mejor. Lo importante no es la cantidad, sino la cepa específica y la dosis adecuada. Algunas bacterias funcionan mejor en dosis más bajas, mientras que otras requieren cantidades mayores para ser efectivas. Por ejemplo, tomar diez millones de células de una bacteria probiótica ineficaz no será más útil que consumir un millón de una cepa que ha sido científicamente probada para un problema específico. Además, tomar más cantidad tampoco sirve de nada pues lo que no se necesite se eliminará por las heces.

«Los probióticos sirven para cualquier problema digestivo»: FALSO

No todas las cepas probióticas tienen los mismos efectos. Algunas ayudan a la digestión de la lactosa, a prevenir diarreas; otras pueden reducir la inflamación o mejorar la inmunidad, pero no todas pueden servir para cualquier problema intestinal. Por ejemplo, la levadura *Saccharomyces boulardii* es eficaz para tratar la diarrea asociada a antibióticos, mientras que *Lactobacillus rhamnosus* GG es útil para la diarrea del viajero.

«Los probióticos pueden ayudar a restaurar la microbiota tras tomar antibióticos»: PUEDE SER VERDADERO, EN ALGUNOS CASOS

Los antibióticos pueden alterar la microbiota intestinal, matando tanto a bacterias dañinas como beneficiosas. Tomar ciertos probióticos después de un tratamiento con antibióticos puede ayudar a restaurar el equilibrio y prevenir efectos secundarios como la diarrea, PERO esto no tiene por qué ser así en todos los casos. Depende del antibiótico y de los microorganismos que se hayan eliminado. A veces tomamos el probiótico que contiene la cepa que no ha desaparecido y, por tanto, no podemos notar sus efectos.

«Los probióticos pueden mejorar la digestión y reducir la inflamación»: VERDADERO

Pero depende de la cepa y la dosis. Los efectos a veces no se observan en el 100 % de las personas.

«La dieta influye en la efectividad de los probióticos»: VERDADERO

Si tomas probióticos, pero no consumes suficiente fibra (prebióticos), estos no podrán crecer y multiplicarse adecuadamente. Cereales integrales, frutas y verduras contienen prebióticos que son necesarios para la supervivencia de los probióticos.

«Los probióticos pueden influir en la salud mental»: VERDADERO PARCIALMENTE

La mayoría de los estudios se han hecho en modelos animales. Estudios recientes han mostrado que ciertos probióticos, conocidos como «psicobióticos», pueden afectar a la producción de neurotransmisores como la serotonina y el GABA, que regulan el estado de ánimo y la ansiedad. Incluso, *Lactobacillus rhamnosus* parece reducir los niveles de estrés en estudios con ratones. Se requieren más estudios para corroborar estas afirmaciones.

Probióticos: buenos... pero ¡nada es perfecto!

Pese a que los probióticos tienen un *curriculum* adecuado para ser considerados beneficiosos, no hay nada perfecto y pueden no ser recomendables en ciertas situaciones o circunstancias.

Por ejemplo, en personas inmunodeprimidas o con el sistema inmunitario debilitado, o en bebés prematuros, incluso microorganismos que en condiciones normales son inofensivos podrían causar daño en estas circunstancias, así como provocar respuestas inmunitarias exacerbadas. Además, en estas condiciones, la barrera intestinal puede estar debilitada y presentar lo que se conoce como «permeabilidad intestinal aumentada», pudiendo permitir que esos microorganismos pasen al torrente circulatorio.

A veces tampoco controlamos lo que pueden hacer los microorganismos en cualquier circunstancia y, quizá, en algún momento estén produciendo metabolitos que no son los adecuados. Por supuesto, no pueden presentar genes de resistencia a antibióticos, pero aún no estamos seguros de que no sean capaces de captarlos del ambiente y adquirir una resistencia a un antibiótico que no tenían.

Por otra parte, ¿es beneficioso sobreestimular el sistema inmunitario de forma constante? Algunos investigadores creen que una estimulación, aunque de baja intensidad pero constante, podría llevar a un «agotamiento inmunitario», es decir una especie de *burnout* del sistema inmunitario que le impediría responder adecuadamente frente a infecciones o nuevos estímulos.

Además, cuando compras un suplemento probiótico, no solo estás ingiriendo microorganismos beneficiosos. Muchos productos contienen excipientes como azúcares (lactosa o fructosa) o compuestos que pueden no ser adecuados para personas con intolerancias.

Entonces, ¿existen alternativas a los probióticos? ¡Claro! La ciencia no se queda quieta, y en las últimas décadas han surgido varias alternativas que, aunque no reemplazan a los probióticos, o no presentan todas las propiedades beneficiosas, pueden ofrecer algunos de sus beneficios. Entre estas alternativas tenemos a los prebióticos, simbióticos, paraprobióticos y postbióticos. ¿Qué significa cada uno de ellos?

PREBIÓTICOS: EL ALIMENTO PARA LOS PROBIÓTICOS

Como ya hemos mencionado, lo importante no solo es tener microorganismos beneficiosos, sino, además, que se queden con nosotros. Para eso, deben disponer de su espacio y también de su alimento. En este punto, ¿qué pasa con su comida? Ahí es donde entran en juego los prebióticos.

La World Gastroenterology Organization los describe como sustancias que nutren a microorganismos beneficiosos, favoreciendo su desarrollo sobre bacterias dañinas. Es decir, que los prebióticos suelen ser fibras que pasan por nuestro sistema digestivo sin ser absorbidos, hasta que llegan al intestino grueso, donde sirven de alimento para las bacterias beneficiosas.

Pero no cualquier fibra es un prebiótico. Para serlo, debe cumplir ciertos requisitos. Deben sobrevivir al pasar por el estómago y el intestino delgado (si no, se digiere antes y no llega al intestino grueso, que es donde reside la mayor parte de la microbiota). Tiene que ser aprovechado únicamente por bacterias beneficiosas (y no por bacterias dañinas), y estimular la producción de metabolitos saludables, como los AGCC.

Tipos de prebióticos y dónde encontrarlos

Los prebióticos están presentes de forma natural en muchos alimentos, como los fructooligosacáridos (FOS) y los galactooligosacáridos (GOS) presentes en el plátano, el ajo, la cebolla, el espárrago. La inulina está presente en raíces como la achicoria, la alcachofa o el agave. Las pectinas son muy abundantes en manzanas y cítricos y los famosos oligosacáridos, en la leche materna (HMO). Algunos polifenoles, compuestos presentes en frutas y vegetales, también podrían tener propiedades prebióticas al influir positivamente en la microbiota.

Además, los prebióticos son cada vez más utilizados en la industria alimentaria para enriquecer productos como yogures, cereales y bebidas. Su capacidad para resistir los procesos de fabricación y almacenamiento los convierte en ingredientes ideales para mejorar el perfil nutricional de los alimentos. Por ejemplo, la inulina no solo actúa como prebiótico, sino que también se utiliza como sustituto del azúcar en productos bajos en calorías.

SIMBIÓTICOS: LA COMBINACIÓN PERFECTA

Si los probióticos son los microorganismos buenos y los prebióticos su «alimento», los simbióticos son el «lote» completo. Hay productos que reúnen ambos componentes. Esta combinación mejora la supervivencia de los probióticos y su eficacia a la hora de modular la microbiota.

Existen alimentos que de forma natural contienen probióticos y prebióticos, actuando a la vez como simbióticos naturales. También podemos combinarlos nosotros mismos, como el yogur con miel o con frutas ricas en fibra (probióticos del yogur + prebióticos en las frutas); el kéfir con avena o chía; o el chucrut o el kimchi con cebolla y ajo. En Japón, el tradicional miso con tofu y algas es una combinación simbiótica, ya que contiene bacterias beneficiosas junto con fibras prebióticas presentes en las algas.

Pero... no todos los simbióticos son iguales

Hay dos tipos principales de simbióticos: los simbióticos complementarios, en los cuales los probióticos y prebióticos no dependen uno del otro, pero actúan en conjunto para mejorar la microbiota, como puede suceder con un suplemento de *Lactobacillus* combinado con inulina (aunque esta fibra también puede alimentar otras bacterias beneficiosas). O bien, simbióticos sinérgicos, en el que el prebiótico ha sido seleccionado específicamente para potenciar el crecimiento del probiótico con el que se combina. Por ejemplo, es el caso de *Bifidobacterium infantis* junto a HMO. Esta combinación está diseñada para estimular el crecimiento de bifidobacterias en el intestino del bebé.

POSTBIÓTICOS Y PARAPROBIÓTICOS: MÁS ALLÁ DE LAS BACTERIAS VIVAS

Cuando pensamos en microbiota intestinal, solemos imaginar bacterias vivas haciendo su trabajo en el intestino. Así entramos en el fascinante mundo de los postbióticos y paraprobióticos, donde no importa si la bacteria está viva o no, porque sus efectos beneficiosos pueden seguir ocurriendo.

Los postbióticos son los compuestos bioactivos que producen las bacterias probióticas durante su metabolismo. Estos metabolitos tienen efectos beneficiosos para la salud, incluso cuando las bacterias ya no están vivas. Entre ellos se incluyen AGCC, enzimas, sustancias antimicrobianas, etc.

Por otro lado, los paraprobióticos son bacterias inactivadas o muertas que siguen conservando propiedades beneficiosas, como la capacidad de modular el sistema inmunitario o competir con patógenos en el intestino.

Las bacterias inactivadas pueden ser más seguras que los probióticos vivos, especialmente para personas que tienen el sistema inmunitario debilitado. Por ejemplo, en hospitales se han estudiado el uso de paraprobióticos para prevenir infecciones sin que exista el riesgo de que las bacterias puedan infectar el organismo de pacientes vulnerables.

La ciencia también ha avanzado hacia conceptos más especializados, como los psicobióticos, que son probióticos o prebióticos capaces de influir en el sistema nervioso a través de la microbiota intestinal. Estos interactúan con neurotransmisores como la serotonina o el GABA, promoviendo efectos positivos en el estado de ánimo y el estrés. Los farmabióticos, por su parte, son compuestos derivados de microorganismos que se están estudiando por sus propiedades terapéuticas, como en el tratamiento de enfermedades crónicas o infecciones.

Además, algunas empresas de productos cosméticos han empezado a utilizar postbióticos en cremas y tratamientos faciales. Se ha descubierto que ciertos metabolitos bacterianos pueden ayudar a equilibrar la microbiota cutánea y reducir inflamaciones en la piel. De hecho, ya existen cremas que contienen AGCC producidos por bacterias para mejorar la hidratación y elasticidad en este tejido.

Aunque los términos postbiótico y paraprobiótico parecen recientes, los consumimos más frecuentemente de lo que parece, aunque sea de forma inconsciente. Así la kombucha, lácteos fermentados y hasta el vinagre de manzana aportan también compuestos postbióticos derivados del metabolismo de bacterias y levaduras beneficiosas, que originaron ese producto.

PUBLICIDAD VS. REALIDAD EN EL MUNDO DE LOS «-BIÓTICOS»

La publicidad en torno a los probióticos y otros «-bióticos» ha crecido exponencialmente en los últimos años, posicionándolos como una especie de «píldora mágica» para mejorar la salud. De hecho, se han convertido en una de las mayores fuentes de ingresos para la industria junto a los suplementos alimenticios y vitaminas. Sin embargo, existe una diferencia importante entre lo que muchas campañas prometen y lo que realmente está respaldado por evidencia científica, pero… ¿qué hay de cierto en todo esto?

Expectativas vs. *realidad: lo que dicen los anuncios y lo que dice la ciencia*

Supongo que a todos nos resultan familiares frases como estas: «Con 100 mil millones de bacterias vivas», «Equilibra tu microbiota y refuerza tu sistema inmunitario», «Regulan tu metabolismo y te ayudan a perder peso», «Reduce la inflamación y mejora tu bienestar general».

Siento aportar un tono de cautela a estas afirmaciones. Los probióticos y demás «-bióticos» tienen propiedades beneficiosas, sobre todo en estudios en laboratorio, pero estos resultados no siempre se reproducen en humanos.

La microbiota de cada persona es única y todavía hay cientos de factores que no controlamos, como la dieta, el estrés, la edad, el uso de antibióticos, la genética, etc. Todo ello influye en cómo un probiótico actúa en el organismo. Incluso la cantidad de ácidos gástricos, la bilis y condiciones que se dan en el tracto gastrointestinal de cada individuo pueden afectar a la viabilidad y funciones de los microorganismos, de forma que un mismo probiótico pude funcionar en una persona y no en otra.

Como podemos observar, que un probiótico funcione no solo depende de él sino también de nosotros.

Si bien los probióticos y otros «-bióticos» tienen un potencial prometedor, la ciencia todavía está explorando su eficacia y límites.

Los prebióticos, como la inulina o los fructooligosacáridos, sítienen respaldo científico en su capacidad para estimular el crecimiento de bacterias beneficiosas en el intestino. Sin embargo, su efecto depende de la dieta y del estado de la microbiota del individuo. Muchos alimentos procesados añaden prebióticos como estrategia de *marketing,* pero en cantidades mínimas que no tienen un impacto real en la salud.

La simbióticos pueden mejorar los efectos de ambos. Sin embargo, pocos productos comerciales tienen estudios que respalden su eficacia específica.

Respecto a los postbióticos y paraprobioticos, aunque prometen beneficios similares a los probióticos, su investigación está en etapas iniciales y las afirmaciones publicitarias pueden ser prematuras.

Por eso hay que tener cuidado cuando una marca vende sus productos como soluciones mágicas que van a resolver todos nuestros problemas de salud. Y, sobre todo, hay que saber lo que estamos comprando. No todos los productos que se etiquetan como probióticos lo son o cumplen los requisitos para serlo.

En 2019, una investigación en EE. UU. analizó varias marcas de probióticos comerciales y descubrió que algunos tenían hasta un 50 % menos de bacterias vivas de las que anunciaban en la etiqueta. Recordemos que cuanta más información y conocimientos tengamos, mejores decisiones tomaremos respecto a nuestra salud.

LA FALTA DE REGULACIÓN: UN PROBLEMA GLOBAL

Uno de los principales problemas en el mercado de los probióticos y otros «-bióticos» es la falta de regulación uniforme. En algunos países los probióticos se comercializan como complementos alimenticios y no están sujetos a los mismos estándares rigurosos que los medicamentos. Esto significa que muchas afirmaciones que encontramos en las etiquetas no tienen que estar respaldadas por la evidencia clínica. Precisamente, la falta de especificidad en las etiquetas es un problema común. Por ejemplo, un producto puede indicar que contiene «millones de probióticos», pero no concreta qué microorganismos son, ni qué beneficios ofrece.

Para evaluar los efectos benéficos de estos productos, es importante que los consumidores tengan expectativas informadas y realistas, tales como que los probióticos no son una solución universal para la salud. Su efectividad depende de la especie, la cepa específica, la dosis y qué efectos beneficiosos se han probado.

Sin embargo, a medida que la investigación avanza, la publicidad debería alinearse más con la ciencia con el fin de intentar cerrar esa brecha que puede existir entre *marketing* y realidad. Para ello es crucial aumentar la transparencia en la comunicación de los beneficios respaldados por estudios clínicos y elaborar un etiquetado que especifique claramente las cepas, dosis y evidencias detrás de los productos, y que ofrezca, por supuesto, información tanto sobre la microbiota como del papel de los «-bióticos» que contienen, lo que ayudará a los consumidores a tomar mejores decisiones para cuidar su salud.

Por tanto, te recomiendo:

1. No creas en promesas milagrosas. No existe un probiótico o prebiótico que «cure» todos los problemas digestivos o metabólicos.

2. Busca productos con información clara. Deberían especificar la cepa exacta, la dosis y la evidencia clínica que respalda sus beneficios.

3. Ten paciencia. No esperes efectos inmediatos. La microbiota no cambia de la noche a la mañana, y algunos efectos pueden tardar semanas en notarse.

4. Consulta con un profesional de la salud. Antes de gastar dinero en un producto, es mejor asegurarse de que realmente pueda ayudarte.

Como dato curioso, en un estudio realizado, un grupo de personas con problemas digestivos recibió un suplemento probiótico y otro grupo recibió yogur casero con fermentos naturales. ¿El resultado? Ambos mostraron mejoría… pero el yogur tuvo un impacto similar «sin» el coste extra del suplemento.

EL TRASPLANTE FECAL: ¿EL PODER DE LAS HECES?

El trasplante fecal, como hemos comentado anteriormente, consiste en introducir, aunque resulte extraño, heces de una persona sana en el tracto intestinal de una persona con una determinada patología. Lo más increíble es ¡que puede curarla de ciertas infecciones!

El trasplante de microbiota fecal (TMF) es una técnica revolucionaria en el campo de la medicina, especialmente en el tratamiento de infecciones graves como las causadas por *Clostridium difficile*. Esta enfermedad puede provocar diarrea intensa, dolor abdominal e incluso complicaciones serias en los pacientes afectados. A través del trasplante fecal se busca restaurar la diversidad y funcionalidad de la microbiota intestinal utilizando muestras fecales de un donante sano.

Este procedimiento ha demostrado ser altamente efectivo frente a *C. difficile*, con una tasa de éxito del 94 % en pacientes tratados, lo que se ha convertido en una solución prometedora frente a terapias convencionales como los antibióticos. Entre los efectos secundarios reportados se encuentran diarrea temporal y dolor abdominal, aunque suelen ser de corta duración.

¿A qué se debe el éxito de los trasplantes? Pues radica en que estas bacterias saludables compiten por nutrientes y espacio de adhesión en el intestino, limitando el crecimiento del patógeno. Además, producen sustancias que inhiben directamente a *C. difficile.* También se ha observado que este procedimiento puede contribuir a regenerar el epitelio intestinal, fortalecer la barrera intestinal y aumentar la producción de moco.

Sin embargo, el éxito de esta técnica depende tanto del donante como del estado de salud del receptor, lo que refuerza la importancia de seleccionar cuidadosamente a quien dona las muestras.

Aunque pueda parecer una técnica nueva, el trasplante fecal tiene raíces milenarias. Hace más de 1500 años, médicos de la China imperial ya usaban una especie de «sopa amarilla» (mezcla de agua y heces humanas) para tratar intoxicaciones alimentarias y problemas intestinales.

En veterinaria, durante siglos los beduinos del desierto han utilizado estiércol de camello para tratar infecciones digestivas en sus rebaños.

En humanos, fue en 1958 cuando el doctor Ben Eiseman realizó los primeros trasplantes fecales en pacientes con infecciones intestinales graves en EE. UU., y funcionó sorprendentemente bien. Desde entonces, la ciencia ha perfeccionado el procedimiento, pasando de métodos rudimentarios a técnicas avanzadas que garantizan la seguridad del proceso.

¿Cómo se realiza el trasplante fecal?

Como hemos mencionado anteriormente, el éxito depende del estado saludable del donante. Por ello, los candidatos deben ser personas sanas, sin enfermedades digestivas, infecciosas, metabólicas o inflamatorias y que no hayan tomado antibióticos en los últimos meses.

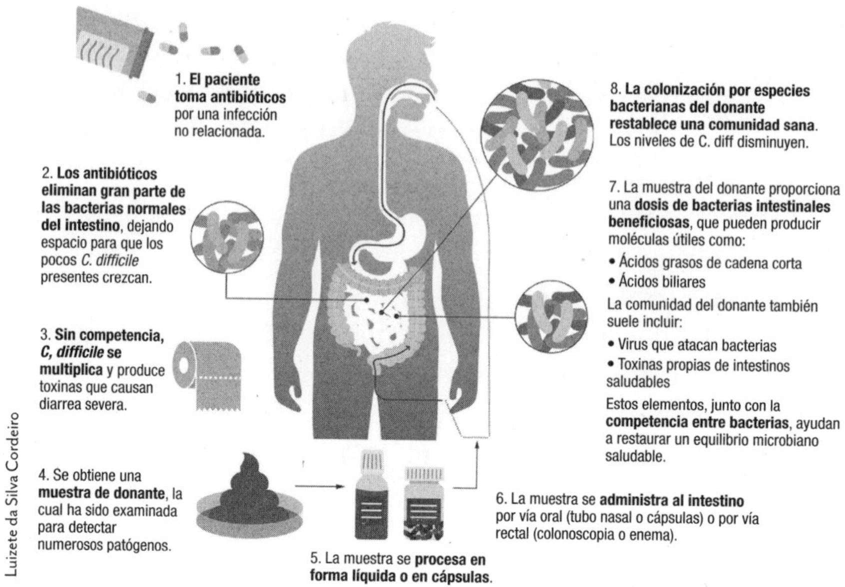

Esquema del proceso de trasplante fecal para tratar las infecciones por *Clostridium difficile.*

Las pruebas para garantizar que las muestras sean seguras son esenciales y, en muchos casos, los donantes deben cumplir con estrictos requisitos médicos para participar en estos procedimientos.

Organizaciones como OpenBiome han unido esfuerzos para reclutar donantes, haciendo un llamamiento a la sociedad para contribuir a salvar vidas mediante esta innovadora técnica. Si quieres ser donante, ¡ponte en contacto con ellos!

Una vez seleccionados los pacientes, el procedimiento comienza con la recolección de muestras fecales en contenedores estériles. Estas muestras deben procesarse rápidamente (no pueden pasar más de seis horas desde su obtención) para garantizar la viabilidad de las bacterias.

Posteriormente, las heces se homogenizan y diluyen en soluciones como agua, glicerol o leche para mantenerlas vivas.

Posteriormente, la solución se filtra y puede administrarse al paciente a través de diferentes de cápsulas orales, sondas nasoduodenales o enemas. También pueden congelarse para usos futuros.

Cabe destacar que, debido al riesgo de transmisión de agentes infecciosos, se realizan pruebas rigurosas para garantizar que las muestras estén libres de parásitos, virus como el VIH y bacterias resistentes a antibióticos.

¿Tiene riesgos? No todo es tan bonito como parece

A pesar de sus beneficios, el trasplante fecal es aún una técnica experimental y debe realizarse exclusivamente en el contexto de ensayos clínicos autorizados. Los riesgos a largo plazo no se conocen completamente y no existe un control exhaustivo sobre todos los microorganismos que se transfieren durante el proceso, por ejemplo, bacterias resistentes a antibióticos.

El trasplante fecal ofrece una alternativa poderosa y eficiente para tratar infecciones intestinales complejas y restaurar el equilibrio de la microbiota intestinal, pero aún tenemos que ser cautos. Actualmente es una técnica experimental, salvo en un par de casos. Solo se puede realizar en el contexto de un ensayo clínico y bajo el conocimiento de las autoridades responsables (p.ej. la Agencia Española del Medicamento). Además, no olvidemos que la microbiota del donante puede ser beneficiosa en esa persona, pero perjudicial para otras, por lo que se requieren más investigaciones para optimizar su seguridad y eficacia.

MICROBIOTA Y DEPORTE

Sí. El ejercicio no solo fortalece tus músculos, sino también a tu microbiota intestinal. La relación entre la microbiota y el deporte es un tema fascinante que revela cómo la actividad física no solo beneficia músculos y corazón, sino también el ecosistema microbiano. La práctica regular de ejercicio puede influir positivamente en la composición y función de la microbiota.

Microorganismos que mejoran el rendimiento deportivo

Estudios recientes han demostrado que el ejercicio moderado y constante puede aumentar la diversidad de la microbiota intestinal. Una microbiota más diversa se asocia con una mejor capacidad de adaptación del sistema inmunitario, un menor riesgo de sufrir enfermedades inflamatorias y metabólicas, y una producción elevada de AGCC.

El deporte también puede promover el crecimiento de bacterias específicas que potencian el rendimiento físico y la recuperación. Por ejemplo, se ha estudiado la microbiota de deportistas de disciplinas que requieren alta resistencia aeróbica, como corredores de maratones. En ellos se han identificado numerosas especies bacterianas que metabolizan el lactato producido durante el ejercicio y lo convierten en propionato, un AGCC que puede mejorar la resistencia física. Esto sugiere una relación simbiótica entre el cuerpo humano y su microbiota durante la actividad física. También se ha asociado con mayores cantidades de bacterias beneficiosas, como *Lactobacillus* y *Bifidobacterium*.

Un estudio con jugadores profesionales de *rugby* mostró que tenían una diversidad microbiana significativamente superior en comparación con sujetos sedentarios de características similares. También presentaban más abundancia de bacterias relacionadas con el metabolismo de carbohidratos y aminoácidos, así como una mayor producción de AGCC.

Otro estudio comparativo de la microbiota de ciclistas profesionales y aficionados halló que los deportistas de élite tenían niveles elevados de bacterias relacionadas con una mejor eficiencia energética y metabolismo de los carbohidratos.

Sin embargo, la intensidad del ejercicio es crucial. Se ha demostrado que el ejercicio extremo puede provocar efectos adversos en la microbiota.

Entrena a tu microbiota... ¡pero no en exceso!

En un estudio con soldados expuestos a un entrenamiento militar extremo de cuatro días se observó un incremento de bacterias oportunistas y una disminución de especies antiinflamatorias. Estos cambios estuvieron acompañados por un aumento de la permeabilidad intestinal, facilitando la entrada de toxinas bacterianas en el torrente sanguíneo y activando respuestas inflamatorias.

Otro estudio en corredores de maratón mostró que, tras la carrera, sus microbiotas exhibían un perfil inflamatorio elevado. En concreto, un estudio de un corredor de ultramaratón mostró que, tras una carrera de 163 km en montaña, su microbiota experimentó un descenso del 69 % en bacterias beneficiosas y un aumento de patógenos oportunistas, lo que podría explicar la fatiga extrema, los problemas gastrointestinales en atletas de resistencia y el incremento en la probabilidad de sufrir infecciones respiratorias. Se observó eso mismo en atletas sometidos a entrenamientos extremos junto con niveles elevados de LPS en sangre, después de participar en competiciones extenuantes.

Un estudio en ciclistas de élite encontró que entrenamientos prolongados aumentaban la producción de radicales libres, lo que podría acelerar el daño celular y muscular.

Hay un hecho curioso, conocido como síndrome de la «ventana abierta», en el cual el sistema inmunitario, después de entrenamientos prolongados (> 90 minutos), entra en un estado de inmunosupresión transitoria, conocido, precisamente, como *«open window»*. Durante este periodo, los atletas son más vulnerables a infecciones virales y bacterianas, debido al debilitamiento del sistema inmunitario.

El ejercicio intenso, prolongado en el tiempo e irregular, si no se acompaña de una adecuada recuperación puede alterar significativamente la composición y función de la microbiota intestinal.

Protege a tu microbiota mientras entrenas

Por tanto, para minimizar los efectos negativos del ejercicio exhaustivo en la microbiota intestinal es recomendable: implementar periodos de recuperación adecuados; alternar entrenamientos intensos con días de descanso para evitar la inflamación crónica y la disbiosis; incluir técnicas de recuperación como los masajes musculares; aumentar la ingesta de fibra y polifenoles (frutas, verduras, té verde) para fortalecer la microbiota; consumir productos que contengan probióticos y prebióticos, como yogur, kéfir, y beber suficiente agua para evitar la deshidratación, que puede agravar la permeabilidad intestinal; incluir alimentos ricos en ácidos grasos omega-3 (salmón, chía) para reducir la inflamación y evitar sesiones de más de 90 minutos a intensidad elevada, que pueden inducir disbiosis; e incluir entrenamientos de baja intensidad y sesiones de recuperación activa (yoga, natación).

Además, los efectos del ejercicio en la microbiota parecen ser transitorios. Un experimento en sujetos sedentarios sometidos a un programa de ejercicio de seis semanas encontró que la microbiota intestinal se modificó de manera positiva, pero volvió a su estado inicial tras seis semanas de inactividad.

Se ha propuesto un eje intestino-músculo en el que la microbiota intestinal influye en la masa muscular y en la función del músculo esquelético. En ratas con pérdida de masa muscular se observó una reducción de bacterias beneficiosas, así como otras implicadas en el metabolismo de proteínas y aminoácidos esenciales para el músculo. También se ha observado en modelos animales con desgaste muscular que el butirato mejora significativamente la masa y función musculares.

Los LPS bacterianos activan receptores inflamatorios en las células musculares y podría promover la degradación de proteínas musculares. En estudios con pacientes VIH+ se ha observado que la alteración de la microbiota intestinal se asocia con un mayor grado de inflamación y pérdida de masa muscular.

Aunque en humanos aún faltan estudios definitivos, se ha sugerido que la microbiota intestinal podría afectar a la sensibilidad a la insulina, la inflamación y la disponibilidad de nutrientes esenciales para el anabolismo muscular. De hecho, algunos estudios han encontrado que una mayor diversidad microbiana se correlaciona con un mejor rendimiento cardiorrespiratorio y un menor porcentaje de grasa corporal en sujetos activos.

¿Cómo modular la microbiota para optimizar la relación con el músculo?

Dado que la microbiota intestinal responde a estímulos externos, se han propuesto estrategias para mejorar el eje intestino-músculo, como realizar ejercicio moderado y constante, evitando entrenamientos extremos que generen inflamación y disbiosis. Por supuesto, llevar una dieta rica en fibra y polifenoles ingiriendo alimentos como frutos rojos y té verde favorecen el crecimiento de bacterias beneficiosas y mejoran la absorción de nutrientes esenciales. También se recomienda el uso de probióticos y prebióticos

Algunos estudios han demostrado que la suplementación con *Bifidobacterium* o *Lactobacillus* puede atenuar los efectos negativos del ejercicio intenso en la microbiota. Y, por supuesto, evitar antibióticos innecesarios y el estrés en la medida de lo posible, ya que ambos factores pueden alterar negativamente la microbiota.

MEDICAMENTOS Y MICROBIOTA: UN EQUILIBRIO COMPLICADO

Los medicamentos han revolucionado la medicina, salvando millones de vidas y mejorando nuestra calidad de vida. Pero, aunque estén diseñados para curar o tratar enfermedades, algunos pueden tener efectos inesperados en la microbiota.

Cuando pensamos en medicamentos que afectan a las bacterias, los antibióticos son los primeros que nos vienen a la mente. Pero no son los únicos. Muchos otros fármacos, desde antidepresivos hasta medicamentos para la acidez de estómago pueden alterar nuestra ecosistema microbiano.

Antibióticos: un arma de doble filo

Los antibióticos son fármacos diseñados para combatir infecciones bacterianas al inhibir su crecimiento o, directamente, eliminándolas. Desde su descubrimiento, han revolucionado la medicina, reduciendo drásticamente la mortalidad por enfermedades infecciosas bacterianas. Sin embargo, su uso indebido y prolongado puede tener efectos adversos en el organismo, además de fomentar la aparición de bacterias resistentes que amenazan la eficacia de los tratamientos y la salud pública global.

La resistencia bacteriana se produce cuando los microorganismos desarrollan mecanismos que les permiten sobrevivir y multiplicarse a pesar de la presencia del antibiótico, lo que dificulta el tratamiento de infecciones y aumenta el riesgo de enfermedades más graves. Este hecho se presenta como una de las principales amenazas sanitarias del siglo XXI.

Además, los antibióticos también afectan a la microbiota (y no solo a la intestinal), alterando su equilibrio y reduciendo la diversidad de especies beneficiosas. Esto puede desencadenar trastornos digestivos, inmunitarios y metabólicos, aumentando el riesgo de infecciones oportunistas y enfermedades inflamatorias, entre otras.

No solo los antibióticos afectan a la microbiota

Sin embargo, no solo los antibióticos son capaces de alterar la microbiota.

En el año 2018 surgió un estudio publicado en la prestigiosa revista *Nature* sobre un ensayo científico de más de cien medicamentos no antibióticos y su impacto sobre las bacterias de la microbiota intestinal. A pesar de que estas sustancias no están diseñadas para impactar directamente sobre los microorganismos de la microbiota, se ha observado que pueden modificar su composición, lo que plantea implicaciones tanto para la salud como para el mecanismo de acción de dichos medicamentos.

El equipo de investigadores evaluó una gran cantidad de compuestos, la mayoría aprobados por la FDA, contra cuarenta cepas bacterianas representativas del intestino humano. Se cuantificaron cómo y cuántos medicamentos alteraban el crecimiento de esas bacterias. El 24 % de los fármacos ensayados inhibieron el crecimiento de al menos una cepa bacteriana, independientemente del tipo de fármaco del que se tratase y, con el punto de mira puesto en antipsicóticos, inhibidores de la bomba de protones (se administran para evitar la acidez) y medicamentos para el tratamiento del cáncer. Además, aquellas especies bacterianas que mostraban resistencia a los antibióticos parecían ser más resistentes a los fármacos no antibióticos, sugiriendo que esos mecanismos de resistencia frente a unas sustancias, también les pueden servir para hacer frente a otras.

¿Y al revés? ¿Puede la microbiota influir en la efectividad de los medicamentos?

Si los fármacos afectan a la microbiota, ¿podría la microbiota afectar también a los fármacos? Ciertas bacterias intestinales pueden transformar algunos medicamentos y reducir su efectividad. Por ejemplo, el medicamento levodopa (L-Dopa), usado para el párkinson, podría perder parte de su eficacia porque ciertas bacterias intestinales lo degradan antes de que se absorba en el intestino. Y es más, algunas bacterias podrían convertir ciertos fármacos en compuestos tóxicos, aumentando los efectos secundarios.

El omeprazol es uno de los medicamentos más recetados en el mundo para tratar la acidez estomacal. El uso frecuente de estos medicamentos reduce la acidez del estómago, lo que permite que bacterias como *Escherichia coli* o *Salmonella* (a las que no les gusta el ambiente ácido) sobrevivan y proliferen más fácilmente. Esto hace que haya más riesgo de infecciones digestivas e intoxicaciones alimentarias. Es decir, que el ácido del estómago no solo ayuda a la digestión, sino que también es una barrera natural contra microorganismos dañinos. También es cierto que producir ácido en exceso es molesto y perjudicial, pero en el equilibrio está la virtud.

Los analgésicos como el paracetamol y los opioides pueden verse afectados por la microbiota intestinal. En algunos estudios se observó que ciertos grupos de bacterias pueden modificar la estructura química de los analgésicos, alterando su absorción y efecto en el cuerpo. Se ha visto que algunas personas metabolizan los opioides más rápidamente debido a su microbiota, lo que podría explicar por qué algunos pacientes requieren dosis más altas para sentir alivio.

En el futuro, el perfil de la microbiota podría usarse para personalizar tratamientos contra el dolor.

Todo ello nos hace pensar que la microbiota también puede servir como diana terapéutica y modularla para mejorar la eficacia de fármacos.

Probióticos y medicamentos: aliados contra la enfermedad

A más de uno nos ha ocurrido que nos prescriben un antibiótico para tratar una infección bacteriana y al mismo tiempo nos recomienden también la toma de un probiótico para hacer frente a esa posible disbiosis intestinal. Sin embargo, la administración conjunta de probióticos y otros medicamentos va más allá de la restauración de la microbiota.

Los estudios actuales van más allá e intentan cómo sacar provecho a estos microorganismos beneficiosos para que ciertos medicamentos se conviertan en poderosas herramientas.

¿Podrían los probióticos potenciar el efecto de ciertos medicamentos?

Existen tres teorías clave que explican cómo los probióticos podrían potenciar y mejorar la eficacia de los tratamientos médicos: la gastrointestinal, la de la prevención de mutantes (o ventana de selección de mutación) y la del *biofilm*.

Estas teorías subrayan la interacción positiva entre los probióticos y los tratamientos farmacológicos, permitiendo maximizar los beneficios y reducir los efectos adversos. Pero ¡ojo!, son solo conjeturas, y aún quedan estudios que avalen su eficacia y seguridad en clínica. Sin embargo, los vamos a comentar para ponerlos en valor.

La primera es la llamada «teoría gastrointestinal». La microbiota intestinal puede verse gravemente afectada por infecciones gastrointestinales o por el uso de ciertos medicamentos, como los antibióticos, que suelen causar alteraciones en el equilibrio microbiano. Entre los efectos más notables están la pérdida de riqueza y diversidad bacteriana, lo que puede llevar al reemplazo de bacterias sensibles al antibiótico por otras resistentes. Esto no solo modifica la producción de metabolitos beneficiosos, sino que también retrasa el proceso de recuperación hasta que el patógeno sea eliminado y el tratamiento farmacológico haya finalizado. Aquí es donde la labor de los probióticos es crucial. Su administración permite que la microbiota intestinal se reestablezca de forma más rápida y ayuda a que su diversidad y riqueza se reestablezca de forma más eficiente. Esto contribuye a reducir el tiempo necesario para que el sistema gastrointestinal recupere su equilibrio y funcionalidad tras el uso de medicamentos.

La segunda teoría es la «teoría de la prevención de mutantes».

La concentración de un antibiótico juega en un rango: no puede ser bajo y que no mate a las bacterias. Sin embargo, a veces, esa concentración debería ser más alta de lo que es, pero no se utiliza por su toxicidad para el organismo. Esto se suple combinando dos antibióticos o alargando el tratamiento durante varios días para intentar eliminar el mayor número de bacterias que están provocando la infección. Pero ¿qué ocurre cuando no se matan todas las bacterias? Que quedan las que son resistentes a ese antibiótico, que son las que, en un momento dado, pueden proliferar y volver a causar la infección.

En esto punto tendríamos un problema, porque las bacterias restantes son resistentes al antibiótico. Aquí es cuando llegan los probióticos. Combinar ambos productos ayudaría a combatir la infección antes y con menor concentración de antibiótico, porque los probióticos pueden ejercer un efecto sinérgico; es decir, que su efecto conjunto es mayor que el que produce cada elemento por separado.

Los metabolitos pueden potenciar la actividad de los antibióticos, facilitando su acción contra bacterias patógenas. Un ejemplo notable es el uso de tetraciclina en combinación con productos de fermentación probiótica, lo que ha mostrado un mayor efecto antimicrobiano sobre *Pseudomonas aeruginosa* en estudios en el laboratorio.

Este efecto potenciador resalta la importancia de los probióticos, no solo como aliados del tratamiento, sino también como moduladores que pueden aumentar su eficacia.

Por último, la «teoría del biofilm». El *biofilm* ya sabemos que es una estructura gelatinosa que recubre las superficies y que está producida por ciertas bacterias en contacto con otras, lo que les confiere una mayor capacidad de colonización, resistencia y tolerancia a los antibióticos y a los productos desinfectantes. Si se producen en alguna estructura de nuestro organismo, también les da resistencia al ataque del sistema inmunitario. Estas biopelículas representan un desafío importante en el tratamiento de infecciones crónicas, ya que protegen a las bacterias de las defensas del huésped y de los medicamentos.

Los probióticos, en este contexto, pueden desempeñar un papel clave en la prevención y el tratamiento de infecciones relacionadas con *biofilm*. Los probióticos son capaces de interrumpir la formación de estas biopelículas o incluso destruirlas, debilitando así la resistencia de las bacterias patógenas y permitiendo que los antibióticos actúen de manera más efectiva. Esto ofrece una alternativa prometedora para enfrentar infecciones difíciles de tratar, especialmente en entornos hospitalarios.

Ya se están explorando nuevas terapias que utilizan la microbiota como intermediaria (por ejemplo, trasplantes fecales en combinación con fármacos) o que la manipulan para minimizar interacciones adversas provocadas por los fármacos.

Aunque los resultados son prometedores, aún hay muchos desafíos por resolver. Cada persona tiene una microbiota única, lo que hace difícil encontrar estrategias universales. Además, la mayoría de estas teorías aún no se han probado en ensayos clínicos a gran escala. Y por supuesto, se necesita un control riguroso antes de que estas terapias lleguen a los hospitales. Por tanto, la microbiota podría revolucionar la medicina, pero aún queda un largo camino por recorrer.

HASTA QUE LA MUERTE NOS SEPARE... O NO: LA TANATOMICROBIOTA

La microbiota nos acompaña desde que nacemos, mientras crecemos, en nuestra etapa adulta, y, ¿se muere con nosotros? Pues no. La tanatomicrobiota es la microbiota que surge y prolifera cuando los organismos vivos mueren, antes de que agentes externos interfieran en el proceso de descomposición.

Como hemos visto en los capítulos anteriores, la microbiota está en constante equilibrio con nuestro sistema inmunitario y con las barreras de nuestro cuerpo. Cuando estos dejan de ejercer su función cuando el organismo muere, la microbiota tiene vía libre para ir donde quiera y adentrarse en los tejidos. Este concepto es diferente al de los microorganismos (internos y externos) que intervienen en la descomposición de un cadáver, incluyendo hongos, insectos y bacterias del ambiente y que se conocen como necrobioma.

Las principales zonas que tras la muerte se convierten en parte de la tanatomicrobiota son: el intestino, con una de las fuentes más importantes y abundantes de bacterias *post mortem*

(*Clostridium, Bacteroides* y *Enterococcus*); le siguen posteriormente la boca y el sistema respiratorio, cuya microbiota, tras el fallecimiento, pasa a invadir otros tejidos, y la piel, cuya microbiota, aunque con menor diversidad (con bacterias como *Staphylococcus* y *Corynebacterium*), es capaz de sobrevivir y contribuir a la degradación de tejidos superficiales.

En cada una de las zonas se dan una serie de procesos. Minutos y horas después de la muerte, cuando el sistema inmunitario ha dejado de funcionar, las bacterias comienzan su expansión, debido precisamente a la ausencia de barreras fisiológicas. Posteriormente, las bacterias empiezan a invadir órganos, sobre todo las que forman parte de la microbiota intestinal, hasta que se rompen los tejidos, y entonces comienza a actuar el necrobioma.

Esto, que en principio puede ser poco relevante, tiene más importancia de la que parece y su estudio se ha convertido en una aplicación crucial en la ciencia forense, ya que se puede estimar el intervalo *post mortem* (IPM) de forma más precisa que con los mecanismos existentes, sobre todo dentro de las primeras 48 horas posteriores al fallecimiento, donde las claves para descubrir lo que ha ocurrido son poco precisas. Sin embargo, nada más ocurrir el deceso, dependiendo de qué bacterias están empezando a predominar en zonas en las que habitualmente no se les espera, se podría establecer cuánto tiempo ha pasado desde la muerte. También se puede determinar la *mortis causa,* porque, en algunos casos, el tipo de bacterias presente puede revelar signos de enfermedades o infecciones previas a la defunción. Y aunque parezca increíble, también se puede reconstruir el entorno de la muerte comparando la microbiota del cadáver y la del lugar donde se encontró. De esta forma, tenemos una pista de si el cuerpo fue desplazado del sitio donde ocurrió la muerte.

El estudio de la tanatomicrobiota sigue revelando nuevos secretos sobre la descomposición, la ecología microbiana y su impacto en la ciencia forense. Está claro que la muerte no es el final del camino para los microorganismos, sino el comienzo de una nueva etapa en el invaluable cometido que estos tienen en la naturaleza y en la vida.

Como vemos, los microorganismos no se pierden nunca. Están en todas partes y allí donde van, triunfan.

«La vida no sería posible
en ausencia de microorganismos».

Louis Pasteur

BIBLIOGRAFÍA

Achufusi, T. G. O., Sharma, A., Zamora, E. A., & Manocha, D. (2020). Small intestinal bacterial overgrowth: Comprehensive review of diagnosis, prevention, and treatment methods. *Cureus, 12*(6), e8860. https://doi.org/10.7759/cureus.8860

Andreas, N. J., Kampmann, B., & Le-Doare, K. M. (2015). Human breast milk: A review on its composition and bioactivity. *Early Human Development, 91*(11), 629–635. https://doi.org/10.1016/j.earlhumdev.2015.08.013

Andreo-Martínez, P., Rubio-Aparicio, M., Sánchez-Meca, J., Veas, A., & Martínez-González, A. E. (2022). A meta-analysis of gut microbiota in children with autism. *Journal of Autism and Developmental Disorders, 52*(3), 1374–1387. https://doi.org/10.1007/s10803-021-05002-y

Anhê, F. F., Zlitni, S., Zhang, S., *et al.* (2023). Human gut microbiota after bariatric surgery alters intestinal morphology and glucose absorption in mice independently of obesity. *Gut, 72*, 460–471. https://doi.org/10.1136/gutjnl-2021-326228

Aragonés, Á. M., & Tapia-Paniagua, S. T. (2021). Revisión sobre las nuevas perspectivas de datación cadavérica desde el necrobioma. *Revista Española de Medicina Legal.* https://doi.org/10.1016/j.reml.2021.05.001

Arumugam, M., Raes, J., Pelletier, E., *et al.* (2011). Enterotypes of the human gut microbiome. *Nature, 473,* 174–180. https://doi.org/10.1038/nature09944

Asbury, M. R., Butcher, J., Copeland, J. K., Tomlinson, C., Wang, P. W., & O'Connor, D. L. (2020). Mothers of preterm infants have individualized breast milk microbiota that changes temporally based on maternal characteristics. *Cell Host & Microbe, 28*(5), 669–682.e4. https://doi.org/10.1016/j.chom.2020.09.008

Baker, J. L., Mark Welch, J. L., Kauffman, K. M., *et al.* (2024). The oral microbiome: Diversity, biogeography and human health. *Nature Reviews Microbiology, 22,* 89–104. https://doi.org/10.1038/s41579-023-00963-6

Balaguer-Trias, J., Deepika, D., Schuhmacher, M., & Kumar, V. (2022). Impact of contaminants on microbiota: Linking the gut-brain axis with neurotoxicity. International Journal of Environmental Research and Public Health, 19(3), 1368. https://doi.org/10.3390/ijerph19031368

Baldassarre, M. E., Bellantuono, L., Mastromarino, P., *et al.* (2014). Gut and breast milk microbiota and their role in the development of the immune function. *Current Pediatrics Reports, 2,* 218–226. https://doi.org/10.1007/s40124-014-0051-y

Barber, C., Mego, M., Sabater, C., Vallejo, F., Bendezu, R. A., Masihy, M., Guarner, F., Espín, J. C., Margolles, A., & Azpiroz, F. (2021). Differential effects of Western and Mediterranean-type diets on gut microbiota: A metagenomics and metabolomics approach. *Nutrients, 13*(8), 2638. https://doi.org/10.3390/nu13082638

Bailey, M. J., Holzhausen, E. A., Morgan, Z. E. M., Naik, N., Shaffer, J. P., Liang, D., … Alderete, T. L. (2022). Postnatal exposure to ambient air pollutants is associated with the composition of the infant gut microbiota at 6-months of age. *Gut Microbes, 14*(1). https://doi.org/10.1080/1949097.2022.2105096

Baud, A., Hillion, K. H., Plainvert, C., *et al.* (2023). Microbial diversity in the vaginal microbiota and its link to pregnancy outcomes. *Scientific Reports, 13*, 9061. https://doi.org/10.1038/s41598-023-36126-z

Belkaid, Y., & Segre, J. A. (2014). Dialogue between skin microbiota and immunity. *Science, 346*(6212), 954–959. https://doi.org/10.1126/science.1260144

Beyhan, Y. E., & Yıldız, M. R. (2023). Microbiota and parasite relationship. *Diagnostic Microbiology and Infectious Disease, 106*(4), 115954. https://doi.org/10.1016/j.diagmicrobio.2023.115954

Bhattacharyya, C., Barman, D., Tripathi, D., Dutta, S., Bhattacharya, C., Alam, M., *et al.* (2023). Influence of maternal breast milk and vaginal microbiome on neonatal gut microbiome: A longitudinal study during the first year. *Microbiology Spectrum, 11*(3), e0496722. https://doi.org/10.1128/spectrum.04967-22

Bik, E. M. (2015). You lose some, you win some: Weight loss induces microbiota and metabolite shifts. *EBioMedicine, 2*(8), 806–807. https://doi.org/10.1016/j.ebiom.2015.07.030

Bode, L. (2012). Human milk oligosaccharides: Every baby needs a sugar mama. *Glycobiology, 22*(9), 1147–1162. https://doi.org/10.1093/glycob/cws074

Boskey, E. R., Cone, R. A., Whaley, K. J., & Moench, T. R. (2001). Origins of vaginal acidity: High d/l lactate ratio is consistent with bacteria being the primary source. *Human Reproduction,* *16*(9), 1809–1813. https://doi.org/10.1093/humrep/16.9.1809

Burcham, Z. M., Garneau, N. L., Comstock, S. S., *et al.* (2020). Patterns of oral microbiota diversity in adults and children: A crowdsourced population study. *Scientific Reports, 10,* 2133. https://doi.org/10.1038/s41598-020-59016-0

Burke, D., Fouhy, F., Harrison, M. J., *et al.* (2017). The altered gut microbiota in adults with cystic fibrosis. *BMC Microbiology, 17,* 58. https://doi.org/10.1186/s12866-017-0968-8

Byrd, A., Belkaid, Y., & Segre, J. (2018). The human skin microbiome. *Nature Reviews Microbiology, 16,* 143–155. https://doi.org/10.1038/nrmicro.2017.157

Chattopadhyay, S., Malayil, L., Chopyk, J., *et al.* (2024). Oral microbiome dysbiosis among cigarette smokers and smokeless tobacco users compared to non-users. *Scientific Reports, 14,* 10394. https://doi.org/10.1038/s41598-024-60730-2

Chen, C., Song, X., Wei, W., *et al.* (2017). The microbiota continuum along the female reproductive tract and its relation to uterine-related diseases. *Nature Communications, 8,* 875. https://doi.org/10.1038/s41467-017-00901-0

Claesson, M., Jeffery, I., Conde, S., *et al.* (2012). Gut microbiota composition correlates with diet and health in the elderly. *Nature, 488,* 178–184. https://doi.org/10.1038/nature11319

Claus, S., Guillou, H., & Ellero-Simatos, S. (2016). The gut microbiota: A major player in the toxicity of environmental pollutants? npj *Biofilms and Microbiomes, 2,* 16003. https://doi.org/10.1038/npjbiofilms.2016.3

Coticchia, J. M., Sugawa, C., Tran, V. R., Gurrola, J., Kowalski, E., & Carron, M. A. (2006). Presence and density of Helicobacter pylori biofilms in human gastric mucosa in patients with peptic ulcer disease. *Journal of Gastrointestinal Surgery, 10*, 883–889. https://doi.org/10.1016/j.gassur.2005.12.009

Cox, A. J., West, N. P., & Cripps, A. W. (2015). Obesity, inflammation, and the gut microbiota. *The Lancet Diabetes & Endocrinology, 3*(3), 207–215. https://doi.org/10.1016/S2213-8587(14)70134-2

Cuthbertson, L., Walker, A. W., Oliver, A. E., *et al.* (2020). Lung function and microbiota diversity in cystic fibrosis. *Microbiome, 8*, 45. https://doi.org/10.1186/s40168-020-00810-3

Cryan, J. F., *et al.* (2020). The gut microbiome in neurological disorders. *The Lancet Neurology, 19*, 179–194. https://doi.org/10.1016/S1474-4422(19)30356-4

Daniel, N., Lécuyer, E., & Chassaing, B. (2021). Host/microbiota interactions in health and diseases—Time for mucosal microbiology! *Mucosal Immunology, 14*, 1006–1016. https://doi.org/10.1038/s41385-021-00383-w

Das, B., Ghosh, T. S., Kedia, S., Rampal, R., Saxena, S., Bag, S., … & Mande, S. S. (2018). Analysis of the gut microbiome of rural and urban healthy Indians living in sea level and high altitude areas. *Scientific Reports, 8*, 10104. https://doi.org/10.1038/s41598-018-28550-3

Das, M., Thajuddin, N., Patra, S., & Pundir, M. (2024). Mind-body techniques on stress-induced gut microbiota dysbiosis in asthmatics: A narrative review. *Brain, Behavior, and Immunity – Integrative, 5*, 100040. https://doi.org/10.1016/j.bbii.2023.100040

Delgado-Diaz, D. J., Jesaveluk, B., Hayward, J. A., Tyssen, D., Alisoltani, A., Potgieter, M., *et al.* (2022). Lactic acid from vaginal microbiota enhances cervicovaginal epithelial barrier integrity by promoting tight junction protein expression. *Microbiome, 10*(1), 141. https://doi.org/10.1186/s40168-022-01337-5

Deng, P., & Swanson, K. S. (2015). Gut microbiota of humans, dogs and cats: Current knowledge and future opportunities and challenges. *British Journal of Nutrition, 113*(S1), S6–S17.

Dominguez-Bello, M., De Jesus-Laboy, K., Shen, N., *et al.* (2016). Partial restoration of the microbiota of cesarean-born infants via vaginal microbial transfer. *Nature Medicine, 22,* 250–253. https://doi.org/10.1038/nm.4039

Du, G., Huang, H., Zhu, Q., & Ying, L. (2021). Effects of cat ownership on the gut microbiota of owners. *PLOS ONE, 16*(6), e0253133. https://doi.org/10.1371/journal.pone.0253133

Fackelmann, G., Manghi, P., Carlino, N., Sunagawa, S., & Zeller, G. (2025). Gut microbiome signatures of vegan, vegetarian and omnivore diets and associated health outcomes across 21,561 individuals. *Nature Microbiology, 10,* 41–52. https://doi.org/10.1038/s41564-024-01870-z

Fan, J., Zhou, Y., Meng, R., *et al.* (2023). Cross-talks between gut microbiota and tobacco smoking: A two-sample Mendelian randomization study. *BMC Medicine, 21,* 163. https://doi.org/10.1186/s12916-023-02863-1

Fernández, L., Pannaraj, P. S., Rautava, S., & Rodríguez, J. M. (2020). The microbiota of the human mammary ecosystem. *Frontiers in Cellular and Infection Microbiology, 10,* 586667. https://doi.org/10.3389/fcimb.2020.586667

Fetissov, S. (2017). Role of the gut microbiota in host appetite control: Bacterial growth to animal feeding behaviour. *Nature Reviews Endocrinology, 13,* 11–25. https://doi.org/10.1038/nrendo.2016.150

Flowers, L., & Grice, E. A. (2020). The skin microbiota: Balancing risk and reward. *Cell Host & Microbe, 28*(2), 190–200. https://doi.org/10.1016/j.chom.2020.06.017

France, M., Alizadeh, M., Brown, S., *et al.* (2022). Towards a deeper understanding of the vaginal microbiota. *Nature Microbiology, 7,* 367–378. https://doi.org/10.1038/s41564-022-01083-2

Garrett-Bakelman, F. E., Darshi, M., Green, S. J., Gur, R. C., Lin, L., Macias, B. R., McKenna, M. J., Meydan, C., Mishra, T., [...], & Turek, F. W. (2019). The NASA Twins Study: A multidimensional analysis of a year-long human spaceflight. *Science, 364*(6436), eaau8650. https://doi.org/10.1126/science.aau8650

Gholiof, M., Adamson-De Luca, E., & Wessels, J. M. (2022). The female reproductive tract microbiotas, inflammation, and gynecological conditions. *Frontiers in Reproductive Health, 4.* https://doi.org/10.3389/frph.2022.963752

Gilbert, J. A., Quinn, R. A., Debelius, J., Xu, Z. Z., Morton, J., Garg, N., & Knight, R. (2016). Microbiome-wide association studies link dynamic microbial consortia to disease. *Nature, 535*(7610), 94–103. https://doi.org/10.1038/nature18850

Godur, D. A., Denton, A. J., Eshraghi, N., Mittal, J., Cooper, J., Moosa, M., & Mittal, R. (2023). Modulation of gut microbiome as a therapeutic modality for auditory disorders. *Audiology Research, 13*(5), 741–752. https://doi.org/10.3390/audiolres13050066

Goffau, M. C., *et al.* (2019). Human placenta has no microbiome but can contain potential pathogens. *Nature.* https://doi.org/10.1038/s41586-019-1451-5

Gonçalves, M. F. M., Fernandes, Â. R., Rodrigues, A. G., & Lisboa, C. (2022). Microbiome in male genital mucosa (prepuce, glans, and coronal sulcus): A systematic review.

Microorganisms, 10, 2312. https://doi.org/10.3390/microorganisms10122312

Gonzalez, E., Lee, M. D., Tierney, B. T., *et al.* (2024). Space-flight alters host-gut microbiota interactions. npj *Biofilms and Microbiomes, 10,* 71. https://doi.org/10.1038/s41522-024-00545-1

Graham, A. S., Ben-Azu, B., Tremblay, M.-È., Torre, P., Senekal, M., Laughton, B., van der Kouwe, A., Jankiewicz, M., Kaba, M., & Holmes, M. J. (2023). A review of the auditory-gut-brain axis. *Frontiers in Neuroscience, 17.* https://doi.org/10.3389/fnins.2023.1183694

Grice, E., & Segre, J. (2011). The skin microbiome. *Nature Reviews Microbiology, 9,* 244–253. https://doi.org/10.1038/nrmicro2537

Henao-Mejia, J., Elinav, E., Jin, C., *et al.* (2012). Inflammasome-mediated dysbiosis regulates progression of NAFLD and obesity. *Nature, 482,* 179–185. https://doi.org/10.1038/nature10809

Hendrie, C. A., & Brewer, G. (2010). Kissing as an evolutionary adaptation to protect against human cytomegalovirus-like teratogenesis. *Medical Hypotheses, 74*(2), 222–224. https://doi.org/10.1016/j.mehy.2009.09.033

Hernandez, J., Rhimi, S., Kriaa, A., Mariaule, V., Boudaya, H., Drut, A., … & Maguin, E. (2022). Domestic environment and gut microbiota: Lessons from pet dogs. *Microorganisms, 10*(5), 949. doi: 10.3390/microorganisms10050949

Hickman, B., Salonen, A., Ponsero, A. J., *et al.* (2024). Gut microbiota wellbeing index predicts overall health in a cohort of 1000 infants. *Nature Communications, 15,* 8323. https://doi.org/10.1038/s41467-024-52561-6

Hill, C., Guarner, F., Reid, G., *et al.* (2014). The International Scientific Association for Probiotics and Prebiotics consensus statement on the scope and appropriate use of the term probiotic. Nature Reviews Gastroenterology & Hepatology, 11, 506–514. https://doi.org/10.1038/nrgastro.2014.66

Holm, J. B., France, M. T., Gajer, P., *et al.* (2023). Integrating compositional and functional content to describe vaginal microbiomes in health and disease. *Microbiome, 11*, 259. https://doi.org/10.1186/s40168-023-01692-x

Hou, K., Wu, Z. X., Chen, X. Y., *et al.* (2022). Microbiota in health and diseases. *Signal Transduction and Targeted Therapy, 7*, 135. https://doi.org/10.1038/s41392-022-00974-4

Hou, D., Zhou, X., Zhong, X., Settles, M. L., Herring, J., Wang, L., Abdo, Z., Forney, L. J., & others. (2013). Microbiota of the seminal fluid from healthy and infertile men. *Fertility and Sterility, 100*(5), 1261–1269.e3. https://doi.org/10.1016/j.fertnstert.2013.07.1991

Hsu, D. K., Fung, M. A., & Chen, H.-L. (2020). Role of skin and gut microbiota in the pathogenesis of psoriasis, an inflammatory skin disease. *Medicine in Microecology, 4*, 100016. https://doi.org/10.1016/j.medmic.2020.100016

Huang, L., Guo, R., Li, S., *et al.* (2024). A multi-kingdom collection of 33,804 reference genomes for the human vaginal microbiome. *Nature Microbiology, 9*, 2185–2200. https://doi.org/10.1038/s41564-024-01751-5

Huang, T., Zeng, Z., Liang, X., *et al.* (2022). Effect of breast milk with or without bacteria on infant gut microbiota. *BMC Pregnancy and Childbirth, 22*, 595. https://doi.org/10.1186/s12884-022-04930-6

Irum, N., Afzal, T., Faraz, M. H., Aslam, Z., & Rasheed, F. (2023). The role of gut microbiota in depression: An analysis of the gut-brain axis. *Frontiers in Behavioral Neuroscience, 17,* 1185522. https://doi.org/10.3389/fnbeh.2023.1185522

Jardon, K. M., Canfora, E. E., Goossens, G. H., & Blaak, E. E. (2022). Dietary macronutrients and the gut microbiome: A precision nutrition approach to improve cardiometabolic health. *Gut, 71*(6), 1214–1226.

Jašarević, E., Hill, E. M., Kane, P. J., *et al.* (2021). The composition of human vaginal microbiota transferred at birth affects offspring health in a mouse model. *Nature Communications, 12,* 6289. https://doi.org/10.1038/s41467-021-26634-9

Jiang, C., Li, G., Huang, P., Liu, Z., & Zhao, B. (2017). The gut microbiota and Alzheimer's disease. *Journal of Alzheimer's Disease, 58*(1), 1–15. https://doi.org/10.3233/JAD-161141

Jostins, L., Ripke, S., Weersma, R. K., *et al.* (2012). Host–microbe interactions have shaped the genetic architecture of inflammatory bowel disease. *Nature, 491,* 119–124. https://doi.org/10.1038/nature11582

Kelly, C. R., Kahn, S., Kashyap, P., Atreja, A., Moore, T., Wu, G., & others. (2015). Update on fecal microbiota transplantation 2015: Indications, methodologies, mechanisms, and outlook. *Gastroenterology, 149*(1), 223–237. https://doi.org/10.1053/j.gastro.2015.05.008

Khoruts, A., & Sadowsky, M. J. (2016). Understanding the mechanisms of faecal microbiota transplantation. *Nature Reviews Gastroenterology & Hepatology, 13*(9), 508–516. https://doi.org/10.1038/nrgastro.2016.98

Kim, Y. C., Ham, B., Kang, K. D., *et al.* (2022). Bacterial distribution on the ocular surface of patients with primary Sjögren's syndrome. *Scientific Reports, 12,* 1715. https://doi.org/10.1038/s41598-022-05625-w

Kirjavainen, P. V., Karvonen, A. M., Adams, R. I., Täubel, M., Roponen, M., Tuoresmäki, P., … & Pekkanen, J. (2019). Farm-like indoor microbiota in non-farm homes protects children from asthma development. *Nature Medicine, 25,* 1089–1095. https://doi.org/10.1038/s41591-019-0469-4

Kort, R., Caspers, M., van de Graaf, A., *et al.* (2014). Shaping the oral microbiota through intimate kissing. *Microbiome,* 2, 41. https://doi.org/10.1186/2049-2618-2-41

Kumar, L., Dwivedi, M., Jain, N., Shete, P., Solanki, S., Gupta, R., & Jain, A. (2023). The female reproductive tract microbiota: Friends and foe. *Life, 13,* 1313. https://doi.org/10.3390/life13061313

Kwa, M., Plottel, C. S., Blaser, M. J., & Adams, S. (2016). The intestinal microbiome and estrogen receptor-positive female breast cancer. *Journal of the National Cancer Institute, 108*(8), djw029. https://doi.org/10.1093/jnci/djw029

Kwon, D., Zhang, K., Paul, K. C., *et al.* (2024). Diet and the gut microbiome in patients with Parkinson's disease. *npj Parkinson's Disease, 10,* 89. https://doi.org/10.1038/s41531-024-00681-7

Laiman, V., Chuang, H. C., Lo, Y. C., *et al.* (2024). Cigarette smoke-induced dysbiosis: Comparative analysis of lung and intestinal microbiomes in COPD mice and patients. *Respiratory Research, 25,* 204. https://doi.org/10.1186/s12931-024-02836-9

Latorre-Pérez, A., Hernández, M., Iglesias, J. R., Simón-Soro, Á., & Porcar, M. (2021). The Spanish gut microbiome reveals links between microorganisms and Mediterranean diet. *Scientific Reports, 11,* 21602. https://doi.org/10.1038/s41598-021-01002-1

Laursen, M. F., Pekmez, C. T., Larsson, M. W., *et al.* (2021). Maternal milk microbiota and oligosaccharides contribute to the infant gut microbiota assembly. *ISME Communications, 1*, 21. https://doi.org/10.1038/s43705-021-00021-3

Lee, J. H., Kim, J., & Kim, G. Y. (2023). Synergistic effects of a probiotic culture extract and antimicrobial combinations against multidrug-resistant *Acinetobacter baumannii*. *Medicina (Kaunas), 59*(5), 947. https://doi.org/10.3390/medicina59050947

Li, Z., Chen, J., Li, Y., *et al.* (2024). Impact of SARS-CoV-2 infection on respiratory and gut microbiome stability: A metagenomic investigation in long-term-hospitalized COVID-19 patients. *npj Biofilms and Microbiomes, 10*, 126. https://doi.org/10.1038/s41522-024-00596-4

Li, J. J., Yi, S., & Wei, L. (2020). Ocular microbiota and intraocular inflammation. *Frontiers in Immunology, 11*, Article 609765. https://doi.org/10.3389/fimmu.2020.609765

Li, R., Li, J., & Zhou, X. (2024). Lung microbiome: New insights into the pathogenesis of respiratory diseases. *Signal Transduction and Targeted Therapy, 9*, 19. https://doi.org/10.1038/s41392-023-01722-y

Liang, G., & Bushman, F. D. (2021). The human virome: Assembly, composition and host interactions. *Nature Reviews Microbiology, 19*, 514–527. https://doi.org/10.1038/s41579-021-00536-5

Liberti, M. V., & Locasale, J. W. (2016). The Warburg effect: How does it benefit cancer cells? *Trends in Biochemical Sciences, 41*(3), 211–218. https://doi.org/10.1016/j.tibs.2015.12.001

Liu, C., Fu, L., Wang, Y., *et al.* (2024). Influence of the gut microbiota on immune cell interactions and cancer treatment. *Journal of Translational Medicine, 22*, 939. https://doi.org/10.1186/s12967-024-05709-3

Liu, J., Xiao, L., Nie, H., *et al.* (2021). Microecological preparation combined with a modified low-carbon diet improves glucolipid metabolism and cardiovascular complication in obese patients. *Diabetology & Metabolic Syndrome, 13,* 77. https://doi.org/10.1186/s13098-021-00697-6

Lloyd-Price, J., Arze, C., Ananthakrishnan, A. N., Schirmer, M., Avila-Pacheco, J., Poon, T. W., ... & Huttenhower, C. (2019). Multi-omics of the gut microbial ecosystem in inflammatory bowel diseases. *Nature, 569*(7758), 655–662. https://doi.org/10.1038/s41586-019-1237-9

Luna, P. C. (2020). Skin microbiome as years go by. *American Journal of Clinical Dermatology, 21*(Suppl 1), 12–17. https://doi.org/10.1007/s40257-020-00549-5

Maier, L., Pruteanu, M., Kuhn, M., *et al.* (2018). Extensive impact of non-antibiotic drugs on human gut bacteria. *Nature, 555,* 623–628. https://doi.org/10.1038/nature25979

Man, W., de Steenhuijsen Piters, W., & Bogaert, D. (2017). The microbiota of the respiratory tract: Gatekeeper to respiratory health. *Nature Reviews Microbiology, 15,* 259–270. https://doi.org/10.1038/nrmicro.2017.14

Marcusson, L. L., Olofsson, S. K., Lindgren, P. K., Cars, O., & Hughes, D. (2005). Mutant prevention concentrations of ciprofloxacin for urinary tract infection isolates of *Escherichia coli. Journal of Antimicrobial Chemotherapy, 55*(6), 938–943. https://doi.org/10.1093/jac/dki136

Mändar, R., Punab, M., Korrovits, P., Türk, S., Ausmees, K., Lapp, E., Preem, J.-K., Oopkaup, K., *et al.* (2017). Seminal microbiome in men with and without prostatitis. *International Journal of Urology, 24*(3), 211–216. https://doi.org/10.1111/iju.13286

Mańkowska, K., Marchelek-Myśliwiec, M., Kochan, P., Kosik-Bogacka, D., Konopka, T., Grygorcewicz, B.,

Roszkowska, P., Cecerska-Heryć, E., Siennicka, A., Konopka, J., & Dołęgowska, B. (2022). Microbiota in sports. *Archives of Microbiology, 204*(8), 485. https://doi.org/10.1007/s00203-022-03111-5

Masenga, S. K., Hamooya, B., Hangoma, J., *et al.* (2022). Recent advances in modulation of cardiovascular diseases by the gut microbiota. *Journal of Human Hypertension, 36*, 952–959. https://doi.org/10.1038/s41371-022-00698-6

Mejia, M. E., Mercado-Evans, V., Zulk, J. J., *et al.* (2023). Vaginal microbial dynamics and pathogen colonization in a humanized microbiota mouse model. *npj Biofilms and Microbiomes, 9*, 87. https://doi.org/10.1038/s41522-023-00454-9

Meng, L., Xie, H., Li, Z., Tye, K. D., Fan, G., Huang, T., Yan, H., Tang, X., Luo, H., & Xiao, X. (2025). Gut-mammary pathway: Breast milk microbiota as a mediator of maternal gut microbiota transfer to the infant gut. *Journal of Functional Foods, 124*, 106620. https://doi.org/10.1016/j.jff.2024.106620

Meroni, G., Panelli, S., Zuccotti, G., Bandi, C., Drago, L., & Pistone, D. (2021). Probiotics as therapeutic tools against pathogenic biofilms: Have we found the perfect weapon? *Microbiology Research, 12*, 916–937. https://doi.org/10.3390/microbiolres12040068

Metcalf, J. L., Wegener Parfrey, L., Gonzalez, A., Lauber, C. L., Knights, D., Ackermann, G., Humphrey, G. C., Gebert, M. J., Van Treuren, W., Berg-Lyons, D., Keepers, K., Guo, Y., Bullard, J., Fierer, N., Carter, D. O., & Knight, R. (2013). A microbial clock provides an accurate estimate of the postmortem interval in a mouse model system. *eLife, 2*, e01104. https://doi.org/10.7554/eLife.01104

Moreno, I., & Simón, C. (2018). Deciphering the effect of reproductive tract microbiota on human reproduction.

Reproductive Medicine and Biology, 18(1), 40–50. https://doi.org/10.1002/rmb2.12249

Morrison, M. D., Thissen, J. B., Karouia, F., Mehta, S., Urbaniak, C., Venkateswaran, K., Smith, D. J., & Jaing, C. (2021). Investigation of spaceflight induced changes to astronaut microbiomes. *Frontiers in Microbiology, 12*, Article 659179. https://doi.org/10.3389/fmicb.2021.659179

Mowat, A. M. (2003). Anatomical basis of tolerance and immunity to intestinal antigens. *Nature Reviews Immunology, 3*(4), 331–341. https://doi.org/10.1038/nri1057

Narunsky-Haziza, L., Sepich-Poore, G. D., Livyatan, I., Asraf, O., Martino, C., Nejman, D., *et al.* (2022). Pan-cancer analyses reveal cancer-type-specific fungal ecologies and bacteriome interactions. *Cell, 185*(20), 3789–3806.e17. https://doi.org/10.1016/j.cell.2022.09.005

Nataraj, B. H., Ali, S. A., Behare, P. V., *et al.* (2020). Postbiotics-parabiotics: The new horizons in microbial biotherapy and functional foods. *Microbial Cell Factories, 19*, 168. https://doi.org/10.1186/s12934-020-01426-w

Naveed, A., & Abdullah, S. (2021). Impact of parasitic infection on human gut ecology and immune regulations. *Translational Medicine Communications, 6*, 11. https://doi.org/10.1186/s41231-021-00091-4

Nicholson, J. K., Holmes, E., Kinross, J., Burcelin, R., Gibson, G., Jia, W., & Pettersson, S. (2012). Host–gut microbiota metabolic interactions. *Science, 336*(6086), 1262–1267. https://doi.org/10.1126/science.1223813

Odendaal, M. L., de Steenhuijsen Piters, W. A. A., Franz, E., Chu, M. L. J. N., Groot, J. A., van Logchem, E. M., Hasrat, R., Kuiling, S., Pijnacker, R., Mariman, R., Trzciński, K., van der Klis, F. R. M., Sanders, E. A. M., Smit, L. A. M., Bogaert, D., & Bosch, T. (2024). Host and environmental factors shape upper airway microbiota and respiratory health across the human lifespan. *Cell, 187*(17), 4571–4585. e15. https://doi.org/10.1016/j.cell.2024.07.008

Oh, C., Lee, K., Cheong, Y., Lee, S.-W., Park, S.-Y., Song, C.-S., *et al.* (2015). Comparison of the oral microbiomes of canines and their owners using next-generation sequencing. *PLoS ONE, 10*(7), e0131468. https://doi.org/10.1371/journal.pone.0131468

O'Riordan, K. J., Moloney, G. M., Keane, L., Clarke, G., & Cryan, J. F. (2025). The gut microbiota–immune–brain axis: Therapeutic implications. *Cell Reports Medicine, 6*(3), 101982. https://doi.org/10.1016/j.xcrm.2025.101982

Pagac, M. P., Davient, B., Plado, L. A., *et al.* (2025). Life stage impact on the human skin ecosystem: Lipids and the microbial community. *npj Biofilms and Microbiomes, 11*, 13. https://doi.org/10.1038/s41522-025-00652-7

Paoli, A., Mancin, L., Bianco, A., Thomas, E., Mota, J. F., & Piccini, F. (2019). Ketogenic diet and microbiota: Friends or enemies? *Genes, 10*(7), 534. https://doi.org/10.3390/genes10070534

Paukkonen, I., Törrönen, E. N., Lok, J., Schwab, U., & El-Nezami, H. (2024). The impact of intermittent fasting on gut microbiota: A systematic review of human studies. *Frontiers in Nutrition, 11*, 1342787. https://doi.org/10.3389/fnut.2024.1342787

Peng, X., Cheng, L., You, Y., *et al.* (2022). Oral microbiota in human systemic diseases. *International Journal of Oral Science, 14*, 14. https://doi.org/10.1038/s41368-022-00163-7

Pérez-Cobas, A. E., Rodríguez-Beltrán, J., Baquero, F., & Coque, T. M. (2023). Ecology of the respiratory tract microbiome. *Trends in Microbiology, 31*(9), 972–984. https://doi.org/10.1016/j.tim.2023.04.010

Petrillo, F., Pignataro, D., Lavano, M. A., Santella, B., Folliero, V., Zannella, C., Astarita, C., Gagliano, C., Franci, G., Avitabile, T., & Galdiero, M. (2020). Current evidence on the ocular surface microbiota and related diseases. *Microorganisms, 8*(7), 1033. https://doi.org/10.3390/microorganisms8071033

Pham, V. T., Dold, S., Rehman, A., Bird, J. K., & Steinert, R. E. (2021). Vitamins, the gut microbiome and gastrointestinal health in humans. *Nutrition Research, 95,* 35–53. https://doi.org/10.1016/j.nutres.2021.09.001

Procházková, N., Laursen, M. F., La Barbera, G., *et al.* (2024). Gut physiology and environment explain variations in human gut microbiome composition and metabolism. *Nature Microbiology, 9,* 3210–3225. https://doi.org/10.1038/s41564-024-01856-x

Qing, G., Gong, N., Chen, X., *et al.* (2019). Natural and engineered bacterial outer membrane vesicles. *Biophysical Reports, 5,* 184–198. https://doi.org/10.1007/s41048-019-00095-6

Ragonnaud, E., & Biragyn, A. (2021). Gut microbiota as the key controllers of "healthy" aging of elderly people. *Immunity & Ageing, 18*(1), 2. https://doi.org/10.1186/s12979-020-00213-w

Rew, L., Harris, M. D., & Goldie, J. (2022). The ketogenic diet: Its impact on human gut microbiota and potential consequent health outcomes: A systematic literature review. *Gastroenterology and Hepatology from Bed to Bench, 15*(4), 326–342. https://doi.org/10.22037/ghfbb.v15i4.2600

Roberfroid, M., Gibson, G. R., Hoyles, L., McCartney, A. L., Rastall, R., Rowland, I., *et al.* (2010). Prebiotic effects: Metabolic and health benefits. *British Journal of*

Nutrition, 104(Suppl 2), S1–S63. https://doi.org/10.1017/S0007114510003363

Roje, B., Zhang, B., Mastrorilli, E., *et al.* (2024). Gut microbiota carcinogen metabolism causes distal tissue tumours. *Nature, 632*, 1137–1144. https://doi.org/10.1038/s41586-024-07754-w

Romero, R., Theis, K. R., Gomez-Lopez, N., Winters, A. D., Panzer, J. J., Lin, H., Galaz, J., Greenberg, J. M., Shaffer, Z., Kracht, D. J., Chaiworapongsa, T., Jung, E., Gotsch, F., Ravel, J., Peddada, S. D., & Tarca, A. L. (2023). The vaginal microbiota of pregnant women varies with gestational age, maternal age, and parity. *Microbiology Spectrum, 11*(4), e0342922. https://doi.org/10.1128/spectrum.03429-22

Rosier, B. T. (2022). *Nitrate as a prebiotic and nitrate-reducing bacteria as probiotics for oral health* [Tesis doctoral, Universitat Politècnica de València]. https://doi.org/10.4995/Thesis/10251/181578

Rozas, M., Hart de Ruijter, A., Fabrega, M. J., Zorgani, A., Guell, M., Paetzold, B., & Brillet, F. (2021). From dysbiosis to healthy skin: Major contributions of *Cutibacterium acnes* to skin homeostasis. *Microorganisms, 9*(3), 628. https://doi.org/10.3390/microorganisms9030628

Rowe, M., Veerus, L., Trosvik, P., Buckling, A., & Pizzari, T. (2020). The reproductive microbiome: An emerging driver of sexual selection, sexual conflict, mating systems, and reproductive isolation. *Trends in Ecology & Evolution, 35*(3), 220–234. https://doi.org/10.1016/j.tree.2019.11.007

Ruan, X., Luo, J., Zhang, P., *et al.* (2022). The salivary microbiome shows a high prevalence of core bacterial members yet variability across human populations. *npj Biofilms and Microbiomes, 8*, 85. https://doi.org/10.1038/s41522-022-00343-7

Salliss, M. E., Farland, L. V., Mahnert, N. D., & Herbst-Kralovetz, M. M. (2021). The role of gut and genital microbiota and the estrobolome in endometriosis, infertility and chronic pelvic pain. *Human Reproduction Update, 28*(1), 92–131. https://doi.org/10.1093/humupd/dmab035

Santacroce, L., Passarelli, P. C., Azzolino, D., Bottalico, L., Charitos, I. A., Cazzolla, A. P., Colella, M., Topi, S., Godoy, F. G., & D'Addona, A. (2023). Oral microbiota in human health and disease: A perspective. *Experimental Biology and Medicine (Maywood), 248*(15), 1288–1301. https://doi.org/10.1177/15353702231187645

Schmidt, T. S. B., Raes, J., & Bork, P. (2018). The human gut microbiome: From association to modulation. *Cell, 172*(6), 1198–1215. https://doi.org/10.1016/j.cell.2018.02.044

Schuster, H. J., Bos, A. M., Himschoot, L., van Eekelen, R., Matamoros, S. P. F., de Boer, M. A., Oudijk, M. A., Ris-Stalpers, C., Cools, P., Savelkoul, P. H. M., Painter, R. C., & van Houdt, R. (2024). Vaginal microbiota and spontaneous preterm birth in pregnant women at high risk of recurrence. *Heliyon, 10*(10), e30685. https://doi.org/10.1016/j.heliyon.2024.e30685

Seo, D., & Holtzman, D. M. (2024). Current understanding of the Alzheimer's disease-associated microbiome and therapeutic strategies. *Experimental & Molecular Medicine, 56*, 86–94. https://doi.org/10.1038/s12276-023-01146-2

Sjövall, A., Mustanoja, E., Lyyski, A., Auvinen, P., Silvola, J., Aarnisalo, A., Pätäri-Sampo, A., & Laulajainen-Hongisto, A. (2024). Microbiome of the external auditory canal: Changes after long-term hearing aid use. *Otology & Neurotology, 45*(6), 696–702. https://doi.org/10.1097/MAO.0000000000004198

Smith, M. I., Yatsunenko, T., Manary, M. J., Trehan, I., Mkako-sya, R., Cheng, J., Kau, A. L., Rich, S. S., Concannon, P., Mychaleckyj, J. C., Liu, J., Houpt, E., Li, J. V., Holmes, E., Nicholson, J., Knights, D., Ursell, L. K., Knight, R., & Gordon, J. I. (2013). Gut microbiomes of Malawian twin pairs discordant for kwashiorkor. *Science, 339*(6119), 548–554. https://doi.org/10.1126/science.1229000

Sociedad Española de Microbiota, Probióticos y Prebióticos. (2024). *Anales de Microbiota, Probióticos & Prebióticos: XV Workshop Sociedad Española de Microbiota, Probióticos y Prebióticos (Sevilla, 21–23 febrero 2024)*. SEMiPyP.

Stein, M. M., Hrusch, C. L., Gozdz, J., Igartua, C., Pivniouk, V., Murray, S. E., Ledford, J. G., Marques Dos Santos, M., Anderson, R. L., Metwali, N., Neilson, J. W., Maier, R. M., Gilbert, J. A., Holbreich, M., Thorne, P. S., Martinez, F. D., von Mutius, E., Vercelli, D., Ober, C., & Sperling, A. I. (2016). Innate immunity and asthma risk in Amish and Hutterite farm children. *The New England Journal of Medicine, 375*(5), 411–421. https://doi.org/10.1056/NEJMoa1508749

Stojanov, M., Das, S., Odent, M., Engel, P., & Baud, D. (2022). Home or hospital birth: The neonatal microbiota perspective. *The Lancet Microbe, 3*(4), e247. https://doi.org/10.1016/S2666-5247(22)00055-2

Suez, J., Zmora, N., Segal, E., & Elinav, E. (2019). The pros, cons, and many unknowns of probiotics. *Nature Medicine, 25*, 716–729. https://doi.org/10.1038/s41591-019-0439-x

Subramanian, S., Huq, S., Yatsunenko, T., Haque, R., Mahfuz, M., Alam, M. A., Benezra, A., DeStefano, J., Meier, M. F., Muegge, B. D., Barratt, M. J., VanArendonk, L. G., Zhang, Q., Province, M. A., Petri, W. A., Ahmed, T., & Gordon, J. I. (2014). Persistent gut microbiota immaturity in malnourished Bangladeshi children. *Nature, 510*(7505), 417–421. https://doi.org/10.1038/nature13421

Sun, Y., Ju, P., Xue, T., Ali, U., Cui, D., & Chen, J. (2023). Alteration of faecal microbiota balance related to long-term deep meditation. *General Psychiatry, 36*(1), e100893. https://doi.org/10.1136/gpsych-2022-100893

Tamburini, S., Shen, N., Wu, H. C., & Clemente, J. C. (2016). The microbiome in early life: Implications for health outcomes. *Nature Medicine, 22*(7), 713–722.

The Human Microbiome Project Consortium. (2012). Structure, function and diversity of the healthy human microbiome. *Nature, 486*, 207–214. https://doi.org/10.1038/nature11234

The Integrative HMP (iHMP) Research Network Consortium. (2019). The Integrative Human Microbiome Project. *Nature, 569*, 641–648. https://doi.org/10.1038/s41586-019-1238-8

Tofani, G. S. S., Leigh, S.-J., Gheorghe, C. E., Sen, P., Clarke, G., & Cryan, J. F. (2025). Gut microbiota regulates stress responsivity via the circadian system. *Cell Metabolism, 37*(1), 138–153. https://doi.org/10.1016/j.cmet.2024.10.003

Kirby, T. O., & Ochoa-Repáraz, J. (2018). The gut microbiome in multiple sclerosis: A potential therapeutic avenue. *Medical Sciences, 6*(3), 69. https://doi.org/10.3390/medsci6030069

Trøseid, M., Andersen, G. Ø., Broch, K., & Hov, J. R. (2020). The gut microbiome in coronary artery disease and heart failure: Current knowledge and future directions. *EBioMedicine, 52*, 102649. https://doi.org/10.1016/j.ebiom.2020.102649

Turnbaugh, P. J., Ley, R. E., Hamady, M., *et al.* (2007). The Human Microbiome Project. *Nature, 449,* 804–810. https://doi.org/10.1038/nature06244

Yatsunenko, T., Rey, F. E., Manary, M. J., *et al.* (2012). Human gut microbiome viewed across age and geography. *Nature, 486,* 222–227. https://doi.org/10.1038/nature11053

Yu, M., Yu, B., & Chen, D. (2024). The effects of gut microbiota on appetite regulation and the underlying mechanisms. *Gut Microbes, 16*(1), 2414796. https://doi.org/10.1080/19490976.2024.2414796

Yuan, L., Pan, L., Wang, Y., *et al.* (2024). Characterization of the landscape of the intratumoral microbiota reveals that *Streptococcus anginosus* increases the risk of gastric cancer initiation and progression. *Cell Discovery, 10,* 117. https://doi.org/10.1038/s41421-024-00746-0

Valles-Colomer, M., Blanco-Míguez, A., Manghi, P., *et al.* (2023). The person-to-person transmission landscape of the gut and oral microbiomes. *Nature, 614,* 125–135. https://doi.org/10.1038/s41586-022-05620-1

Van Hul, M., & Cani, P. D. (2023). The gut microbiota in obesity and weight management: Microbes as friends or foe? *Nature Reviews Endocrinology, 19,* 258–271. https://doi.org/10.1038/s41574-022-00794-0

Wang, Z., Qu, J., Chang, C., & Sun, Y. (2024). Association of the gut microbiome and different phenotypes of COPD and asthma: A bidirectional Mendelian randomization study. *Microbiology Spectrum, 12*(11), e0176024. https://doi.org/10.1128/spectrum.01760-24

Wang, B., Zhang, L., Wang, Y., *et al.* (2022). Alterations in microbiota of patients with COVID-19: Potential mechanisms and therapeutic interventions. *Signal Transduction and*

Targeted Therapy, 7, 143. https://doi.org/10.1038/s41392-022-00986-0

Warren, A., Nyavor, Y., Zarabian, N., Mahoney, A., & Frame, L. A. (2024). The microbiota–gut–brain–immune interface in the pathogenesis of neuroinflammatory diseases: A narrative review of the emerging literature. *Frontiers in Immunology, 15,* 1365673. https://doi.org/10.3389/fimmu.2024.1365673

Węgierska, A. E., Charitos, I. A., Topi, S., Potenza, M. A., Montagni, M., & Santacroce, L. (2022). The connection between physical exercise and gut microbiota: Implications for competitive sports athletes. *Sports Medicine, 52,* 2355–2369. https://doi.org/10.1007/s40279-022-01696-x

Wilson, A. S., Koller, K. R., Ramaboli, M. C., Nesengani, L. T., Ocvirk, S., Chen, C., Flanagan, C. A., Sapp, F. R., Merritt, Z. T., Bhatti, F., Thomas, T. K., & O'Keefe, S. J. D. (2020). Diet and the human gut microbiome: An international review. *Digestive Diseases and Sciences, 65*(3), 723–740. https://doi.org/10.1007/s10620-020-06112-w

Wilson, B. C., Vatanen, T., Cutfield, W. S., & O'Sullivan, J. M. (2019). The super-donor phenomenon in fecal microbiota transplantation. *Frontiers in Cellular and Infection Microbiology, 9,* 2. https://doi.org/10.3389/fcimb.2019.00002

World Gastroenterology Organisation (WGO). (2011). *Guía práctica de la Organización Mundial de Gastroenterología: Probióticos y prebióticos.* http://www.worldgastroenterology.org

Wu, Y., Cheng, X., Jiang, G., *et al.* (2021). Altered oral and gut microbiota and its association with SARS-CoV-2 viral load in COVID-19 patients during hospitalization. *npj Biofilms and Microbiomes, 7,* 61. https://doi.org/10.1038/s41522-021-00232-5

Ye, S., Shah, B. R., Li, J., Liang, H., Zhan, F., Geng, F., & Li, B. (2022). A critical review on interplay between dietary fibers and gut microbiota. *Trends in Food Science & Technology, 124*, 237–249.

Zhang, X., & Gérard, P. (2022). Diet–gut microbiota interactions on cardiovascular disease. *Computational and Structural Biotechnology Journal, 20*, 1528–1540. https://doi.org/10.1016/j.csbj.2022.03.028

Zhang, X., Tang, B., & Guo, J. (2023). Parkinson's disease and gut microbiota: From clinical to mechanistic and therapeutic studies. *Translational Neurodegeneration, 12*, 59. https://doi.org/10.1186/s40035-023-00392-8

Zhao, M., Chen, X., Yang, Z., Yang, X., & Peng, Q. (2022). Bacteria and tumor: Understanding the roles of bacteria in tumor genesis and immunology. *Microbiological Research, 261*, 127082. https://doi.org/10.1016/j.micres.2022.127082

Zheng, D., Liwinski, T., & Elinav, E. (2020). Interaction between microbiota and immunity in health and disease. *Cell Research, 30*, 492–506. https://doi.org/10.1038/s41422-020-0332-7

Zhou, X., Kandalai, S., Hossain, F., & Zheng, Q. (2022). Tumor microbiome metabolism: A game changer in cancer development and therapy. *Frontiers in Oncology, 12*. https://doi.org/10.3389/fonc.2022.933407

Zuber, A., Peric, A., Pluchino, N., Baud, D., & Stojanov, M. (2023). Human male genital tract microbiota. *International Journal of Molecular Sciences, 24*(8), 6939. https://doi.org/10.3390/ijms24086939